Positive Psychologie Praxisbuch

In 7 Schritten zu positivem Denken, Resilienz und Achtsamkeit.

Marion Consoir

Positive Psychologie
Praxisbuch

In **7 SCHRITTEN** zu positivem Denken,
Resilienz und Achtsamkeit.

Löse dich von
inneren **Blockaden**
und führe ein Leben
voller **Glück**, Sinn
und **Zufriedenheit**

MARION CONSOIR

Marion Consoir

 | 1. Auflage 07/2022

Autorin: Marion Consoir

Herausgeber: Inchipu Verlag

Covergestaltung und Buchsatz: Catrin Sommer | rausch-gold.com

ISBN: 978-3-910384-04-0

Inhalt

Die Autorin

Marion Consoir wurde 1967 in Wegberg geboren. Dort wuchs sie in der Kleinstadt Nordrhein-Westfalens auf. Das Fernweh war ihr scheinbar angeboren, denn ihr Traum vom Auswandern entstand bereits im Jugendalter. Ende 2001 erfüllte sie sich diesen Traum und fuhr gemeinsam mit ihrem Lebenspartner mit einem umgebauten Reisebus los. Seitdem lebt Marion Consoir in Spanien.

»Entwicklung und in Bewegung bleiben ist für mich fast lebenswichtig«, sagt die Autorin, »Stillstand ertrage ich nicht.« So nutzte sie die Zeit für eine Ausbildung zur psychologischen Beraterin und zur Bach-Blütenberaterin. Ihren Lebensunterhalt verdient sie als freiberufliche Autorin und Coach. »Ich liebe es, anderen Menschen dabei zu helfen, ihrem Leben eine Wende zu geben«.

Vorwort/ Einleitung

Liebe Leserin, lieber Leser,

wenn du dieses Buch gekauft hast, sehnst du dich wahrscheinlich nach einem erfüllten, glücklichen Leben. Vielleicht fragst du dich auch, was deinem Leben mehr Sinn bieten könnte. Und eventuell hast du schon einiges ausprobiert, um mehr Zufriedenheit zu erlangen. Mit diesem Praxisbuch kannst du aktiv an einer Veränderung mitwirken. Schritt für Schritt hast du die Möglichkeit, dich von deinen inneren Blockaden zu lösen, die sich dir bisher immer wieder in den Weg stellten. Du lernst, positiver zu denken, deine gesamten Emotionen anzunehmen und achtsamer zu werden. Außerdem trainierst du dir mehr Resilienz an, sodass du schwierige Situationen als Lernfelder ansehen kannst, aus denen du gestärkt herausgehst.

Dieses Buch ist ein Praxisbuch. Du kommst mit den Übungen direkt ins Handeln und trainierst dir neue Gewohnheiten an, die für mehr Glück und Zufriedenheit relevant sind. Aber keine Angst: Du musst nicht zum Yogi werden und täglich morgens und abends 60 Minuten meditieren. Du musst ebenso wenig deine komplette Persönlichkeit ändern, um Erfüllung zu spüren. Eine Veränderung kannst zwar nur du einleiten, aber mit diesem Praxisbuch bekommst du die Option, die notwendigen Schritte ohne zusätzlichen Stress in deinen Alltag einzuflechten. Es reichen 10 bis 15 Minuten pro Tag aus. Allerdings solltest du dir diese Zeit wirklich nehmen. Die Regelmäßigkeit bringt letztlich den Erfolg. Wie Benjamin Franklin sagte: »Mit kleinen Hieben fällt man auch große Bäume«. Mit Kontinuität wirst du somit auch größere innere Blockaden auflösen können, wenn du dieses Buch aktiv liest und mitwirkst.

Empfehlenswert ist es, das Buch zuerst zu lesen und anschließend die Übungen durchzuführen. Suche dir für den Praxisteil das für dich wichtigste Thema aus. Du musst auch nicht alle Übungen durchführen. Spüre nach, welche Methode dich anspricht. Indem du die Reihenfolge der 7 Schritte selbstbestimmst und die für dich passenden Übungen auswählst, ist es einfacher, den inneren Schweinehund an die Seite zu drängen. Das ist nämlich meistens zu Beginn notwendig, denn der innere Schweinehund liebt alte Gewohnheiten und möchte sich keine neuen antrainieren.

Du kannst übrigens direkt deinen inneren Schweinehund auf die bevorstehende Veränderung deines Lebens einstimmen: Nehme dir täglich 10 bis 15 Minuten für das Lesen dieses Buches Zeit. Somit übst du dich von Anfang an darin, regelmäßig den Weg zu deinem gewünschten, erfüllten und glücklichen Leben zu beschreiten. Wenn du das Buch zu Ende gelesen hast, steht dir diese Zeit bereits für die Übungen zur Verfügung. Dadurch hast du bereits eine Gewohnheit verändert, denn du beschäftigst dich jeden Tag mindestens 10 bis 15 Minuten intensiv mit positiv stimmenden Themen.

Was bedeutet Positive Psychologie?

»Wenn wir uns die Zeit nehmen, um die Dinge zu bemerken, die richtig laufen – dann heißt das, dass wir während eines Tages viele kleine Belohnungen erhalten«.

Dieses Zitat stammt von Martin Seligman, der die Positive Psychologie maßgeblich entwickelt hat. Im Mittelpunkt der Positiven Psychologie steht der Mensch mit seinen positiven Stärken und Charaktereigenschaften. Die Positive Psychologie beschäftigt sich somit nicht mit der Aufarbeitung negativer Erfahrungen aus der Vergangenheit. Sie fokussiert sich auf das, was zu Lebensfreude, Zufriedenheit und Wohlbefinden führt. Die wissenschaftliche Forschung konnte eine rote Linie bei glücklichen Menschen erkennen. Demnach sind diese Personen gesünder, erfolgreicher und hilfsbereiter. Sie genießen ein stabiles soziales Umfeld und ihre Mitmenschen nehmen sie als energievolle, aktive Menschen wahr.

Die Positive Psychologie fordert dich zur Beschäftigung mit deinen persönlichen Stärken auf. Bei der klassischen Psychotherapie musst du die schwierigen Lebenserfahrungen aus der Vergangenheit noch einmal durchleben. Das ist bei der Positiven Psychologie nicht erwünscht und wird als nicht zielführend angesehen. Vielmehr geht es darum, dass du lernst, aus deinem vollen Potenzial zu schöpfen, um ein selbstbestimmtes und glückliches Leben zu führen.

In der Positiven Psychologie werden Potenziale, Stärken und Ressourcen von Menschen erforscht. Wie wirken sich beispielsweise positive Gefühle auf das Sinnerleben, die Motivation, die sozialen Beziehungen und auf Körper und Seele aus? Welche Rollen spielen Dankbarkeit und Achtsamkeit in Bezug auf ein erfülltes Leben? Durch viele Untersuchungen und Studien konnten verschiedene Techniken und Ratschläge erstellt werden. Mit diesen Methoden und Übungen wirst du somit bereits auf dem Weg zu einem glücklichen Leben deine positiven Emotionen fördern und stärken.

Entwickler der der Positiven Psychologie

Zu den Pionieren der Positiven Psychologie gehört Martin Seligman. Der amerikanische Psychologe forschte zur Depression und entwarf die Idee der erlernten Hilflosigkeit. Er ist heute Direktor des »Positive Psychology Center« der Universität in Pennsylvania. Das folgende Zitat zeigt auf, wie er den Unterschied zwischen Optimisten und Pessimisten sieht:

»Das bestimmende Merkmal von Pessimisten ist, dass sie dazu neigen zu glauben, dass schlechte Ereignisse lange anhalten, alles untergraben werden, was sie tun, und dass sie ihre eigene Schuld sind. Die Optimisten, die mit den gleichen harten Schlägen dieser Welt konfrontiert sind, denken anders über das Unglück. Sie neigen dazu zu glauben, dass eine Niederlage nur ein vorübergehender Rückschlag oder eine Heraus-

forderung ist, dass ihre Ursachen nur auf diesen einen Fall beschränkt sind«.

Seligman ist der Überzeugung, dass der Großteil an von Depressionen betroffenen Menschen geheilt werden können. Seiner Ansicht nach lässt sich das Gefühl der Hilflosigkeit lösen, indem die Betroffenen lernen, sich auf ihre Stärken zu fokussieren. Wie er durch Experimente und Forschungsarbeit feststellte, kann jeder Mensch zum Optimisten werden.

Tugenden und Charakterstärken

Persönliche Entwicklung und Selbstverwirklichung sind die wichtigsten Motive, nach denen Menschen streben. Diese Erkenntnis ist keine neue. Bereits Aristoteles schrieb viel über Tugenden, Sinnhaftigkeit und Glück. Somit liegen die Wurzeln der Positiven Psychologie im Humanismus.

Seligman und der Psychologe Christopher Peterson teilen bestimmte Stärken sechs Tugenden zu. Für die Persönlichkeitsveränderung werden die persönlichen Stärken in den Fokus geschoben. Mit der Fokussierung auf die eigenen Stärken verändern sich nahezu automatisch die Gefühle: Langsam verwandelt sich der Pessimist zum Optimisten.

1. Wissen und Weisheit

Zu den kognitiven Fähigkeiten eines Menschen gehört die Aneignung und Umsetzung neuen Wissens. Dazu musst du lernbereit und kreativ sein, um neue Wege zu finden. Außerdem ist es wichtig, in Aktion zu kommen und effizient zu handeln.

Darüber hinaus benötigst du Neugierde. Du solltest an der Umwelt interessiert sein. Um neue Wege zu erkunden, musst du Dinge und Situationen nicht einseitig, sondern von allen Seiten betrachten können. Dementsprechend wirst du ebenso ein guter Ratgeber für andere sein.

Charakterstärken für diese Tugend:
- ✓ Große Lernbereitschaft und Lust Neues zu lernen
- ✓ Aufgeschlossenheit und Urteilsvermögen
- ✓ Weitsicht
- ✓ Neugierde
- ✓ Kreativität

2. Mut

Mut hat mit emotionaler Kraft zu tun. Damit du innere und äußere Hindernisse überwinden kannst, benötigst du Willensstärke. Du schenkst Schmerzen und Bedrohungen nicht viel Aufmerksamkeit. Mutige Menschen sind beharrlich und führen ein einmal angefangenes Vorhaben bis zum Ende durch. Sie sind voller Energie sowie begeisterungsfähig. Zudem spüren sie einen gewissen Tatendrang. Ihre Worte stimmen mit ihrem Handeln überein. Überhaupt ist Ehrlichkeit eine ihrer Stärken.

Charakterstärken für diese Tugend:
- ✓ Vitalität
- ✓ Ausdauer
- ✓ Integrität
- ✓ Tapferkeit

3. Humanität und Liebe

Mit Menschlichkeit werden wohltuende, liebevolle und motivierende Beziehungen erst möglich. Dafür musst du fähig sein, Nähe zu anderen Menschen zuzulassen, herzustellen und diese zu genießen. Zudem bist du hilfsbereit und freundlich. Für diese Tugend ist außerdem soziale Intelligenz nötig. Das heißt, du kannst deine eigenen Gefühle und Motive einschätzen, sowie die deiner Mitmenschen.

Charakterstärken für diese Tugend:

✓ Liebe
✓ Soziale Intelligenz
✓ Freundlichkeit

4. Transzendenz

Bei dieser Tugend geht es um die Spiritualität. Du nimmst die Schönheiten im Leben wahr und bist für Vieles dankbar. Du weißt das Gute in deinem Leben zu schätzen und du bist davon überzeugt, dass alles, was geschieht, einen tieferen Sinn hat. Du gehst stets vom Besten aus und wirkst aktiv daran mit, deine Ziele zu erreichen. Außerdem verlierst du nie deinen Humor und lachst sehr gerne.

Charakterstärken für diese Tugend:

✓ Spiritualität/ Religiosität
✓ Dankbarkeit
✓ Schönheitssinn
✓ Hoffnung
✓ Humor

5. Mäßigung

Exzesse sind das genaue Gegenteil von Mäßigung. Menschen mit dieser Tugend leben maßvoll und nicht im Übermaß. Sie zeichnen sich durch Bescheidenheit aus und haben nicht den Drang, immer mehr haben oder fühlen zu wollen. Sie können sich selbst und anderen vergeben. Man kann ihren Worten und Taten vertrauen, denn sie tun und sagen nur etwas, wenn sie voll und ganz dahinterstehen.

Charakterstärken für diese Tugend:
- ✓ Selbstregulation
- ✓ Vorsichtigkeit
- ✓ Bereitschaft zum Vergeben
- ✓ Demut/ Bescheidenheit

6. Gerechtigkeit

Eine Person, die Wert auf Gerechtigkeit legt, ist ein echter Teamplayer. Sie behandelt alle Menschen gleich und fair. Solche Menschen besitzen Führungsqualitäten und machen sich als Teamleader gut.

Charakterstärken für diese Tugend:
- ✓ Fairness
- ✓ Teamwork
- ✓ Führungsvermögen

Diese Tugenden und Charakterstärken wünschen sich – laut Seligman und Peterson - die meisten Menschen und zwar für sich selbst und für andere. Jeder Mensch verfügt über diese Stärken und Tugenden, jedoch in unterschiedlicher Ausprägung. Obwohl sie individuell stark ausgeprägt sind, können sie das Wohlbefinden und Glücksempfinden bei jedem Menschen erhöhen. Voraussetzung dafür ist: Du weckst diese Stärken und Tugenden und lässt sie zur Geltung kommen.

Weitere bedeutende Personen der Positiven Psychologie

Nicht nur Martin Seligman prägte die Entwicklung der Positiven Psychologie. Im Folgenden werden ein paar wichtige Personen kurz aufgezählt, die ebenfalls die Positive Psychologie maßgeblich beeinflussten.

Christopher Peterson
Der promovierte Psychologe aus den USA gehört zu den Gründern der Positiven Psychologie. Unter anderem entwickelte er gemeinsam mit Martin Seligman die 24 Charakterstärken, die den 6 Tugenden zugeordnet sind. Er war Direktor vom *Positive Psychology Center* der Universität in Michigan und Direktor der gemeinnützigen Organisation *VIA Institute on Character*. Somit trug er zur Forschung der menschlichen Stärken bei.

George Eman Vaillant
Der amerikanische Hochschullehrer und Psychiater absolvierte seine Ausbildung an der Harvard Medical School und am Harvard College in Massachusetts sowie eine zusätzliche Ausbildung in Psychoanalytik am Psychoanalytic Institute in Boston. Seine Spezialgebiete sind die Erforschung psychischer Abwehrmechanismen. Außerdem fokussiert er sich in seiner Arbeit auf die Möglichkeiten einer zufriedenstellenden Lebensgestaltung und auf Alkoholismus.

Sonja Lyubomirsky

Die 1966 geborene Amerikanerin ist Professorin und Bestseller-Autorin. Sie arbeitet am Institut für Psychologie in der Universität in Kalifornien. Bekannt wurde sie durch das Buch »The How of Happiness«, das zur Glückssteigerung mit Unterstützung von wissenschaftlichen Forschungen dient. Sonja Lyubomirsky ist anhand der Ergebnisse ihrer Forschung davon überzeugt, dass Glück erlernbar ist. Sie führte Studien mit Zwillingen durch und gelang zu dem Resultat, dass die Fähigkeit zum Glücksgefühl zu 50 Prozent angeboren ist und 10 Prozent von der Lebenssituation beeinflusst wird. Das bedeutet auch, dass jedem Menschen 40 Prozent zur Verfügung stehen, um Glückserleben eigenständig beeinflussen zu können.

Barbara Frederickson

Die Professorin und Wissenschaftlerin Barbara Frederickson ist eine der bedeutenden Weiterentwickler der Positiven Psychologie. Sie leitet unter anderem das PEPLab (Positive Emotions and Psychophysiology Lab) der Universität von North Carolina. Frederickson entwickelte die sogenannte Broaden-and-Build-Theorie. Bei dieser Theorie geht es darum, dass mit positiven Gefühlen eigene Verhaltensweisen und Wahrnehmungen verändert werden können. Durch das wiederholte Fühlen der positiven Emotionen entwickeln sich Ressourcen für ein erfülltes Leben. Das bedeutet, dass die positiven Gefühle motivierend wirken. Für diese Theorie erhielt Frederickson einige Auszeichnungen.

Paul T.P. Wong und die Positive Psychologie 2.0

Paul T.P. Wong sollte besonders erwähnt werden, denn er schuf die Positive Psychologie 2.0. Der klinische Psychologe aus Kanada integrierte in diese moderne Positive Psychologie negative Emotionen wie Schuld, Frust und Wut. Bis dahin spielten diese Gefühle in der Positiven Psychologie nur eine kleine Rolle. Wong sieht jedoch in diesen Emotionen ebenfalls eine Möglichkeit, etwas zu verändern und eine Situation oder die eigene Einstellung in eine positive, motivierende Richtung zu lenken.

Dieses Praxisbuch lehnt sich an die Positive Psychologie 2.0 nach Wong an. Jedes Gefühl gehört zum Menschen. Ich halte es somit nicht erstrebenswert und zielführend, als negativ bewertete Emotionen außer Acht zu lassen. Diese Gefühle tauchen auf und du kannst lernen, sie zu akzeptieren, sie anzunehmen und sie als Katalysator wahrzunehmen. Sie können dich vorantreiben und dich auf den Weg bringen, der dir gut tut und der dir viele Glücksmomente schenkt.

Glück aus philosophischer Sicht

Wie war die Meinung der Philosophen zum Thema Glück? Gab es unter ihnen eine einheitliche Überzeugung? Sie waren sich lediglich in dieser Hinsicht einig: »Alle Menschen streben nach Glück«. Wie der Begriff Glück definiert werden könnte und wie der Weg dahin aussieht – das sahen die Philosophen unterschiedlich. Damals gab es keine Glücksforschungen und daraus hervorgehende Statistiken. Somit ist es verständlich, dass die Ansichten verschieden waren. Zum Beispiel sah der griechische Naturforscher und Philosoph Aristoteles Glück als Lebenszweck an: »*Glück ist der Sinn und Zweck des Lebens, sein Ziel und das Ende der menschlichen Existenz*«. Sokrates glaubte: »*Das wahre Glück ist: Gutes zu tun*« und der römische Philosoph Seneca betrachtete das Glücksthema auf diese Weise: »*Glücklich ist nicht, wer anderen so vorkommt, sondern wer sich selbst dafür hält*«. Dr. Richard David Precht ist ein Philosoph der heutigen Zeit. Er sagte unter anderem zum Thema Glück folgendes: »*Glück ist eine Aneinanderreihung von glücklichen Momenten. Man darf nicht erwarten, dauerhaft glücklich zu sein – es geht darum, erfüllt zu sein*«.

Glück zu definieren scheint nicht ganz einfach zu sein. Schauen wir uns einmal die drei wichtigsten Formen der philosophischen Betrachtungsweise von Glück an.

Hedonismus
Hedonismus beschreibt das Streben nach Lust und Genuss. Der Begriff ist an das griechische Wort hedone angelehnt, das mit Lust, Freude und Vergnügen übersetzt werden kann. Im philosophischen Sinne sucht ein Hedonist nach einem erfüllten, gelungenen Leben. Im Alltag wird ein Hedonist als faul betrachtet, als jemand, der keine Pflichten übernehmen, sondern sich lediglich dem Lustempfinden hingeben möchte. Den philosophischen Anhängern geht es jedoch um etwas anderes: Da die Lebenszeit begrenzt ist, sollte sie mit Lust, Freude und Glücksmomenten ausgefüllt sein. Ein wichtiger Vertreter des Hedonismus war der griechische Philosoph Epikur, der die Lust als Lebensprinzip ansah. Auch der griechische Philosoph Aristippos war der Ansicht, dass der Weg zum Glück darin bestünde, Schmerzen und Leid zu vermeiden und der Lust nachzugehen.

Gütertheorie
Eine weitere philosophische Sicht auf das Glück ist die Gütertheorie. Demnach ist derjenige glücklich, der objektive Güter besitzt. Dazu gehören nach dieser Glücksdefinition nicht nur materielle Güter, sondern ebenfalls Liebe, Gesundheit und weitere körperliche Güter.

Zieltheorie
Bei der Zieltheorie geht es um die Erreichung von Zielen. Nach dieser Theorie müsstest du dir Ziele setzen und auf dem Weg dahin Freude empfinden und Spaß haben. Laut der Zieltheorie führt derjenige ein glückliches Leben, der möglichst viele Ziele und Wünsche erreicht.

Das Glück wohnt in Bhutan – ein großartiges Beispiel für Lebensglück

Wenn wir schon in diesem Buch von Glück reden, sollte auch Bhutan erwähnt werden. Bhutan ist eine konstitutionelle Monarchie in Asien am Fuße des Himalayas. Das »Land der Drachen«, wie Bhutan übersetzt heißt, ist für sein Bruttonationalglück bekannt. Im Jahre 1974 hatte der König von Bhutan, Singye Wangchuck, eine Idee. Er stellte kurz nach seiner Krönung die Forderung auf Glückswachstum für die Bevölkerung. Das Wachstum der Wirtschaft des Landes sah er als unwichtig an. Konnte das funktionieren? Ein Land ohne Wirtschaftswachstum und mit glücklichen Menschen? Auf der anderen Seite: Sind in einem Land wie Deutschland mit stetigem Wirtschaftswachstum die Bewohner glücklich und zufrieden? Ich denke, die Antwort auf die letzte Frage kennst du: Nein. Im Gegenteil sprießen die Therapiepraxen wie Pilze aus dem Boden, weil immer mehr Menschen unglücklich und unzufrieden sind und den Sinn ihres Lebens nicht (mehr) finden.

Die Idee des bhutanischen Königs wurde in die Praxis umgesetzt. Das Bruttonationalglück basiert auf vier Säulen:

- Umweltschutz
- Kulturelle Traditionen von Bhutan pflegen
- Faire und nachhaltige Entwicklung der Wirtschaft und Gesellschaft
- Positive Regierungsführung

»Wenn die Regierung nicht in der Lage ist, das Volk glücklich zu machen, dann hat die Regierung keine Existenzberechtigung« – lautet ein Zitat des Königs von Bhutan. In anderen Ländern dient das Volk dem Wirtschaftswachstum und dem Wirtschaftsglück. Der bhutanische König sieht das als falsch an. Er möchte, dass sich die Regierung für das Glück seiner Bewohner verantwortlich fühlt.

Singye Wangchuck gründete das »Zentrum für Bruttonationalglück«, das die Aufgabe hat zu erforschen, welche Kriterien wichtig sind, damit sich Menschen glücklich fühlen. Zuvor ging der damals erst 16-jährige König durchs Land und fragte die Bewohner, was sie glücklich machen würde. Die Forschungen und die Befragungen ergaben folgende äußere Bedingungen:

- Soziale Gerechtigkeit
- Juristische Gleichberechtigung
- Kulturelle Freiheit
- Ökologische Nachhaltigkeit

Für das Bruttonationalglück ergriff die Regierung von Bhutan einige Maßnahmen. Zum Beispiel ist die Bewaldung von 60 Prozent des Landes Pflicht. Momentan sind sogar 70 Prozent bewaldet. Bäume dürfen nur dann abgeholzt werden, wenn sie durch neue ersetzt werden. Der Export von Holz ist verboten. Energie wird im Königreich mittels Solar- und Wasserkraftwerken erzeugt. Bhutan exportiert überschüssige Energie. Rund ein Drittel der öffentlichen Einnahmen des Landes stammen aus dem Energie-Export. Das Land ist CO2-negativ, denn es produziert weniger CO2 als es absorbiert.

Des Weiteren müssen die bhutanischen Bewohner für die medizinische Versorgung und die Bildung nichts bezahlen. Beides ist kostenlos. Das Durchschnittseinkommen ist in Bhutan niedrig, weil der König profitable Wirtschaftsprojekte ablehnt. Dennoch fühlen sich die meisten Bewohner glücklich und zufrieden. Schon die Kinder trainieren sich in der Schule Glückskompetenzen an. Zu den Lehrfeldern gehören Themen wie Meditation, Achtsamkeit, Kommunikation und Empathie.

Nun spielt in Bhutan der Buddhismus eine große Rolle, der das Lebensglück sowieso schon nicht im Konsum und im finanziellen Reichtum sieht. Aber die Kinder werden mit Werten groß, die mit Wirtschaftswachstum nichts zu tun haben. Im Grunde könnte das Bruttonationalglück in jedem Land umgesetzt werden – wenn die Forschungsergebnisse Bhutans und die Wertvorstellungen von Anfang an gelehrt würden.

»Es gibt keinen Weg zum Glück. Glücklichsein ist der Weg«
– lautet eine Aussage Buddhas.

Die 7 Schritte zu einem zufriedenen, glücklichen und sinnerfüllten Leben

Du lebst zwar nicht in Bhutan und bist vielleicht auch kein Buddhist, aber du hast dennoch die Chance, deinem Leben eine Wende zu geben und dich auf den Weg zum Glücklichsein zu machen. Wie in der Einleitung schon erwähnt, ist es wichtig, dass du dieses Buch nicht passiv liest. Empfehlenswert ist es, das Buch zuerst komplett zu lesen und im Anschluss die Übungen durchzuführen. Die Übungen findest du in den einzelnen Schritten vor, sodass du sie später schneller wiederfindest. Die Reihenfolge der Übungen entscheidest DU. Wähle am besten nach dem Lesen des Buches das Thema aus, das dir momentan am meisten Probleme bereitet. Sei vor allem geduldig mit dir und schraube eventuell deine Erwartungen etwas herunter. Veränderung benötigt Zeit. Wahrscheinlich hast du schon längere Zeit mit dem einen oder anderen Thema Schwierigkeiten und es stellen sich dir immer wieder ähnliche Hürden in den Weg. Es wäre ein Wunder, würdest du von heute auf morgen deine innere Einstellung, deine Wahrnehmungen und Bewertungen verändern können. Bis du dein neues Wissen und deine neuen Verhaltensweisen verinnerlicht hast, dauert es mindestens 8 Wochen. Und dann steht das Neue immer noch nicht auf festem Boden und gerät schnell ins Wanken. Regelmäßiges Üben führt zur Stabilität. Hadere nicht mit dir, wenn es dir nicht schnell genug geht. Du schaffst das! Und eines Tages blickst du zurück und wirst feststellen, wie anders dein Leben nun ist – und zwar im positiven Sinne. Ein erfülltes Leben zu führen ist eine Lebenseinstellung. Vielleicht hast du derzeit noch das Gefühl, einen riesigen Berg bezwingen zu müssen, um deine Ängste abzubauen und dich von deinen inneren Blockaden zu lösen. Das ist ganz normal. Im Laufe der Zeit wirst du merken, dass der Berg stetig kleiner wird. Die Themen greifen ineinander. Wenn du ein Thema angehst, zieht das ein anderes Thema mit sich. Irgendwann ist es nur noch ein kleiner Hügel, den du überschauen kannst.

Bevor es nun losgeht, möchte ich dir noch einen Ratschlag geben: Beschäftige dich mit den einzelnen Schritten eine Woche lang intensiver. Lese Abschnitte ruhig wiederholt und lasse das Gelesene auf dich wirken. Dadurch übst du dich gleichzeitig in Geduld und lernst, deiner Entwicklung Zeit und Raum zu geben. Somit wird das Buch 7 Wochen lang dein persönlicher Begleiter sein. Falls dir eine Übung besonders gut gefällt, kannst du sie bereits durchführen und ausprobieren. Ansonsten arbeitest du mit dem Praxisteil nach den 7 Wochen weiter. Integriere die Übungen in deinen Alltag, die für dich stimmig sind. Wie gesagt musst und sollst du dich nicht komplett verbiegen. Du lernst, dich auf deine Stärken zu konzentrieren und dadurch kommt deine Persönlichkeit immer mehr zur Geltung. Es ist bereits alles in dir, was du für ein glückliches, erfülltes Leben benötigst.

1. **Emotionen** – Warum sowohl positive als auch negative Gefühle wichtig sind

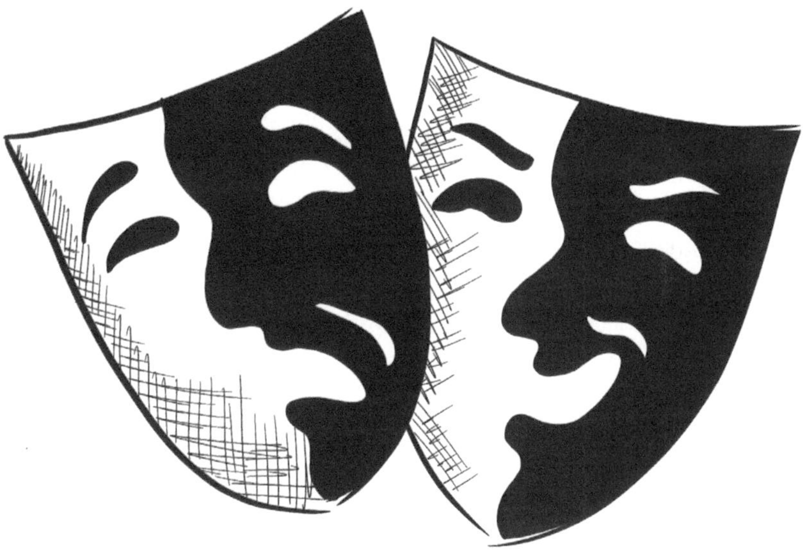

»Ohne Emotionen kann man Dunkelheit nicht in Licht und Apathie nicht in Bewegung verwandeln.«

(Carl Gustav Jung)

Vielleicht geht es dir so wie vielen Menschen: Du schaltest innerlich ab, wenn jemand über positives Denken redet. In der Positiven Psychologie 1.0 ging es tatsächlich darum, den positiven, angenehmen Gefühlen Raum zu schenken und die negativen, unangenehmen Emotionen zu verbannen. Das funktioniert in der Theorie, aber nicht in der Praxis. Die Bandbreite an Emotionen ist groß. Versuchst du nun, die als negativ bewerteten Gefühle wegzudrücken, entsteht in deinem Inneren ein Gegendruck. Deshalb ist es wichtig zu lernen, alle Emotionen anzunehmen und zu akzeptieren. Nur durch Akzeptanz ist das Loslassen möglich. Bevor du jetzt das Buch wegwirfst, weil du dir momentan einfach nicht vorstellen kannst, Gefühle wie Traurigkeit, Angst, Wut oder Frust zu akzeptieren: Warte noch und lese weiter.

Kein Mensch möchte gerne Angst haben, wütend, traurig oder frustriert sein. Jeder würde am liebsten nur Liebe, Freude und Glück fühlen. Trotzdem ist es unmöglich, ausschließlich fröhlich und freudig durchs Leben zu gehen. Manche Positiv-Denker möchten dir ein solches Bild vermitteln und durch die sozialen Netzwerke im Internet ist es leicht geworden so zu tun, als sei die eigene Welt stets rosig und die Darsteller immer locker, gut gelaunt und voller Energie. Die »dunkle Seite« des Lebens wird nicht erzählt und nicht dargestellt. In Wahrheit durchläuft jeder Mensch unterschiedliche Phasen. Mal scheint alles wie von selbst zu gehen und dann folgt eine Zeit, in der es schwierig ist, den Kopf oben zu halten. Menschen, die eine hohe Resilienz besitzen (oder sich antrainiert haben), sehen Herausforderungen als Lernfelder an. Sie akzeptieren Gefühle wie Angst, Niedergeschlagenheit oder Verzweiflung und lassen sich nicht von ihrem Weg abbringen. Vielleicht pausieren sie eine Zeit lang, denn es gibt einfach Situationen, in denen niemand einen Schalter von jetzt auf gleich umlegen und die unangenehmen Gefühle bei Seite schieben kann. Dennoch wissen diese Personen, dass nach Regen auch wieder Sonnenschein erfolgt. Sie nehmen die Emotionen und die Herausforderung an, lernen daraus und gehen gestärkt daraus hervor. »*Trau dich, sei mutig! Kein Übel ist so schlimm wie die Angst davor*«, sagte einst Seneca.

Jetzt fragst du dich wahrscheinlich, wie das funktionieren soll, das Akzeptieren und Annehmen von diesen Emotionen, die du nicht spüren möchtest. Erst einmal ist es hilfreich, die Erwartungen an die eigene Person zu hinterfragen. Warum möchtest du Traurigkeit oder ähnliche Gefühle schnell wegdrücken? Abgesehen davon, dass diese Emotionen unangenehm sind, könnte es eventuell sein, dass du dich nur dann lieben und akzeptieren kannst, wenn du leistungsfähig, fit und aktiv bist. Wenn du dich jedoch gerade von deiner Partnerin oder deinem Partner getrennt hast, wenn du einen Freund oder Angehörigen verloren hast oder wenn du dich aus anderem Grund traurig oder verzweifelt fühlst, leidet nicht nur deine Seele, sondern auch dein Geist und dein Körper. Es ist herausfordernd, mit Situationen wie diesen umzugehen und nicht tiefer und tiefer zu fallen. Du fällst aber nur dann immer tiefer, wenn du dich den Herausforderungen und den damit verbundenen Gefühlen nicht stellst. Und hier sind wir wieder bei der Akzeptanz. Kannst du die Emotionen nicht annehmen, übernehmen sie die Kontrolle über dich. Deine Gedanken drehen sich fast nur noch um das Problem und das raubt zudem deinem Körper viel Energie. Wenn du lernst, deine Gefühle zu akzeptieren, dürfen sie da sein, aber du hast immer noch die Kontrolle darüber.

Nehmen wir als Beispiel die Trennung vom Partner. Du wurdest verlassen und durchlebst momentan eine traurige Zeit, die sich mit wütenden, frustrierten oder hoffnungsvollen Phasen abwechselt. Du versuchst wiederholt, gute Laune zu haben und deinen Interessen nachzugehen. Aber die Ängste, die Wut oder der Frust schieben sich immer wieder in den Vordergrund. Es stört dich. Du willst diese Gefühle loswerden. »Warum weine ich eigentlich diesem Kerl/ dieser Frau überhaupt eine Träne nach?!«, könntest du denken und nun bist du auch noch wütend auf dich, weil du traurig bist, obwohl die oder der Ex es gar nicht verdient hat. Deine verzweifelten Versuche, diese Emotionen zum Mond zu schicken, führen lediglich dazu, dass genau diese Gefühle größer und stärker werden. Abgesehen davon, dass Trauer Zeit benötigt, ist es hilfreicher, deine Emotionen als einen Teil von dir anzunehmen. Sie gehören zu dir und zu deinem Leben. Sich ständig abzulenken, um Trauer, Angst oder Wut nicht spüren zu müssen oder Gefühle zu verdrängen, ist übrigens ebenfalls destruktiv. Die unterdrückten Emotionen würden sich irgendwann bemerkbar machen und das kann auf körperlicher Ebene geschehen. Auf einmal hast du ständig Beschwerden wie Kopfschmerzen, Magenschmerzen oder Rückenprobleme. Deshalb ist es besser zu lernen, konstruktiv mit unangenehmen Gefühlen umzugehen.

Gehen wir kurz in deine Vergangenheit zurück, denn da liegt meistens der Hase im Pfeffer. Kannst du dich an die Reaktionen deiner Eltern erinnern, wenn du traurig warst und weinen musstest oder wenn du ängstlich oder wütend warst? Gab es vielleicht Sätze wie »Reiß' dich mal zusammen!«, »Das ist doch gar nicht so schlimm!«, »Jungen weinen nicht«, »Wütende Mädchen sehen hässlich aus« oder »Komm, wir essen ein Eis, dann geht es dir besser!«. Oder haben deine Eltern Verständnis gezeigt und dir gesagt, dass du wütend, ängstlich oder traurig sein darfst? Die Einstellung über Gefühle ist meistens erlernt. Ein Kind bewertet seine Emotionen nicht. Es nimmt jedoch im Laufe der Zeit die Beurteilungen von Gefühlen der Erwachsenen an. Unbewusst ist es davon überzeugt, dass solche Emotionen unerwünscht oder peinlich sind.

Es kann ebenso sein, dass du dich schnell als Opfer deiner Gefühle oder von Umständen siehst. Auch das kann erlernt sein. Mit der Opferhaltung fühlst du dich deinen Emotionen ausgeliefert. Du glaubst, du könntest an deiner Situation nichts ändern und zwar aufgrund dieser Gefühle. Übrigens kommt es ebenfalls vor, dass positive Gefühle zu negativen Emotionen führen. Manche Menschen haben sofort ein schlechtes Gewissen und/ oder Schuldgefühle, wenn es ihnen gut geht. Sie fragen sich (oft unbewusst), ob sie das Glück überhaupt verdient haben und die Antwort lautet immer »Nein«. Oder sie fühlen sich schuldig, weil sie Glück empfinden, obwohl im Freundeskreis oder in der Familie etwas Trauriges passiert ist. Selbst wenn sie nur eine kurze Zeit am Tag glücklich sind, werden sie von Schuldgefühlen übermannt. Die Ursachen für den Umgang mit Emotionen liegen in der Regel in der Kindheit. Für das Erlernen eines konstruktiven Umgangs mit deinen Gefühlen musst du aber nicht in der Vergangenheit kramen. Der Blick auf das Jetzt und auf die nahe Zukunft reicht für eine Veränderung aus.

Gefühle sowie Gedanken und Körper bewusst wahrnehmen

Weiter oben im Buch wurde bereits die Broaden-and-Build-Theorie von Frederickson erwähnt: Positive Emotionen können Wahrnehmungen und Verhalten ändern. Dazu ist es notwendig, wiederholt und regelmäßig positive Emotionen zu fühlen, denn dadurch schaffst du dir Ressourcen für ein glückliches Leben. Das bedeutet nicht, dass du als negativ bewertete Gefühle ignorieren sollst. Wie du mit Angst, Wut und ähnlichen Emotionen umgehen kannst, erfährst du am Ende des Kapitels im Praxisteil. Für ein erfülltes Leben ist es relevant, den positiven Dingen, Gefühlen und Gedanken die Hauptaufmerksamkeit zu schenken. Alles, was beachtet wird, verstärkt sich – behalte das am besten im Hinterkopf oder schreibe es dir auf. Für dein Leben ist es von Bedeutung, worauf du dich fokussierst. Manche Menschen haben das Gefühl, ständig benachteiligt und ein großer Pechvogel zu sein. Andere würden sich als Glückskind bezeichnen und empfinden ihr Leben als äußerst reich und erfüllt. Beide Parteien durchlaufen schwierige und sehr schwere sowie leichte und wohltuende Phasen. Es ist eine Frage des Blickwinkels, eine Frage der inneren Einstellung und du bist in der Lage, dieses zu ändern. Dabei unterstützt dich dieses Buch und die darin enthaltenen Übungen. Falls du jetzt im Moment, in dieser Lebensphase überwiegend Unangenehmes fühlst, kommt es dir eventuell völlig verrückt vor zu lesen, dass du hauptsächlich positive Emotionen benötigst, um glücklich und erfüllt zu sein. Vielleicht bist du kurz davor, dieses Buch zuzuklappen und ad acta zu legen. Ich möchte dich noch einmal daran erinnern, dass du dieses Buch gekauft hast, weil du eine Veränderung in deinem Leben wünschst. Der Ist-Zustand soll nicht so bleiben, sondern sich wandeln. Glaube mir, wenn du aktiv mitmachst, wirst du deinen gewünschten Soll-Zustand erreichen und dann sind die positiven Emotionen in der Überzahl.

Wir wissen heute, dass Körper Geist und Seele eine Einheit bilden. Anhand dieser drei Wörter ist jedoch erkennbar, dass wir sie immer noch getrennt sehen – sonst würden wir einen einzigen Begriff nutzen. Das liegt unter anderem an René Descartes. Der Philosoph beharrte darauf, dass Körper und Psyche getrennt voneinander zu betrachten sind. Diese Überzeugung setzte sich so stark durch, dass auch Wissenschaftler und Ärzte die Trennung von Seele und Körper lange Zeit annahmen. Es gibt heute noch eher wenige Ärzte, die den Patienten ganzheitlich betrachten. So ist beispielsweise das Schmerzempfinden oftmals höher, wenn die Seele leidet. Und eine gestörte Darmflora führt zu Ängstlichkeit, Depression oder anderen seelischen Störungen oder umgekehrt[1]. Es hängt alles zusammen. Die gute Nachricht dabei lautet: Weil Körper, Seele und Geist miteinander verbunden sind und eine Einheit bilden, kannst du bewusst deine Emotionen steuern. Indem du deine Gefühle wahrnimmst und akzeptierst und den Fokus auf das Wohltuende, Schöne und Beglückende richtest, verändern sich gleichzeitig deine Denkweise, dein allgemeiner Gesundheitszustand und dein körperlicher Zustand. Wenn du sozusagen an einem Rad drehst, wirkt sich das auf das gesamte System aus – ebenso auf dein Umfeld, auf deine sozialen Beziehungen und auf vieles mehr.

Wie bereits gesagt geht es nicht darum, jedes negative Gefühl zu verachten. Wenn du dich jedoch zu stark in negative Emotionen hineinfallen lässt, gerätst du in einen Strudel, der dich stetig tiefer nach unten zieht. Weil Wiederholungen dazu führen, Wissen zu verinnerlichen, erwähne ich es noch einmal: Es verstärkt sich immer das, was viel Beachtung findet. Du entscheidest: Welchen Gefühlen möchtest du viel Beach-

1 aok-erleben.de/artikel/darm-hirn-achse-was-haben-darmbakterien-mit-depressionen-zu-tun

tung schenken? Was soll sich verstärken? Positive, wohltuende Gedanken und Gefühle bringen Fülle in dein Leben, während negative Emotionen und eine pessimistische Denk- und Betrachtungsweise dazu führen zu glauben, man lebe im Mangel. Gedanken beeinflussen deine Emotionen – und umgekehrt. Wenn du dich ständig schlecht fühlst, ist es schwierig, optimistisch zu denken. Dennoch ist es machbar und du hast die Möglichkeit, über Gedankenarbeit deine Gefühle zu verändern. Der Begriff »Gedankenarbeit« mag dich vielleicht abschrecken. Ich kann dir jedoch sagen, dass es sich lohnt und dass diese Arbeit irgendwann richtig Spaß macht. Wenn negative Emotionen (und Überzeugungen) in deinem Unterbewusstsein feststecken, blockiert das deine Lebensenergie. Und das merkst du wiederum an unangenehmen, niederdrückenden und hemmenden Gefühlen und/ oder an körperlichen Beschwerden. Es geht zum einen darum, jedes Gefühl anzunehmen und zwar als ein Teil von dir, das zu dir gehört. Und es geht zum anderen darum, die Grundeinstellung eines Optimisten einzunehmen, denn dadurch werden Ängste kleiner und weitere als unangenehm empfundene Emotionen stellen keine Hindernisse mehr in deinem Leben dar. Im Gegenteil fühlst du dich zunehmend energievoller, sobald dein kontinuierliches Üben erste Früchte trägt. Aus eigener Erfahrung kann ich dir berichten, dass ich mir heute nicht mehr vorstellen kann, so zu denken und zu fühlen wie in früheren Zeiten. Damals war ich eher ein Pessimist, ein schüchterner Mensch mit wenig Selbstvertrauen und Selbstbewusstsein. Das hatte seine Gründe, die jedoch an dieser Stelle nicht wichtig sind. Irgendwann entwickelte sich eine Angststörung, die sich immer mehr ausweitete. Zufällig gelangte ein Buch in meine Hände, das sich um die Persönlichkeitsentwicklung drehte und das waren meine ersten Schritte auf dem Weg zu einem glücklichen, erfüllten Leben. Heute gehöre ich zu den Optimisten und ich sehe mich als Glückspilz an – weil ich täglich viele Glücksmomente wahrnehme, fühle und sammle. Übrigens definiere ich das Wort »Zufall« etwas anders, als die meisten Menschen: Es fällt dir das zu, was du momentan benötigst, was dir auf deinem Weg hilfreich ist. So gibt es keine Zufälle im Sinne von Willkür, jedenfalls nicht in meiner Überzeugung. Alles hat seinen Sinn – auch unangenehme Mitmenschen oder Situationen, denn sie zeigen dir, an welcher Stelle du noch an dir arbeiten kannst und was dich immer noch triggert. Es sind Lernfelder, die dich wachsen lassen, wenn du dazu bereit bist.

Auch deine Körperhaltung wirkt sich auf das Gefühlsleben aus. Schaue dir einmal bewusst die Menschen an, die du als selbstbewusst, glücklich und zufrieden einstufen würdest. Was fällt dir an deren Körperhaltung auf? Und wie sieht die Körperhaltung der Menschen aus, die das Leben generell als schwer bezeichnen? Glückliche Menschen, die mit sich selbst und ihrem Leben zufrieden sind, haben in der Regel eine aufrechte, gerade Körperhaltung. Ihr Blick ist nach vorne gerichtet, ihr Gang ist locker und beschwingt. Auffällig ist auch der Glanz in ihren Augen: Die Augen wirken jung, egal wie alt der Mensch ist. Bei pessimistischen Personen ist meistens der Oberkörper leicht nach vorne gebeugt. Ihr Gang wirkt schwerfällig und der Blick ist nach unten gerichtet. Die Augen sehen müde und glanzlos aus. Wir nehmen automatisch die zur vorherrschenden Emotion passende Körperhaltung ein. Das kannst du selbst ausprobieren, indem du ganz bewusst eine Zeit lang an sehr schöne oder an unschöne Erinnerungen denkst. Umgekehrt wirkt sich die Körperhaltung auf die Gefühle aus. Auch das kannst du testen. Nehme die beschriebene Haltung der glücklichen Menschen ein und das für mindestens eine halbe Stunde. Denke dabei auch an deine Mimik: Menschen, die ein erfülltes Leben genießen, haben häufig ein Lächeln im Gesicht. Zumindest sind ihre Mundwinkel nicht nach unten gezogen. Achte auf deine Gefühle. Wie verändern sie sich? Wie fühlst du dich? Gehe ruhig einmal ein paar Schritte in aufrechter, gerader Haltung hin und her und richte dabei den Blick nach vorne. Und jetzt wechsle die Körperhaltung und nehme die eines Pessimisten ein. Dabei ziehst du zudem die Mundwinkel nach unten oder presst die Lippen aufeinander. Gehe mit nach vorne gebeugtem Oberkörper hin und her und schaue dabei nach unten. Wie fühlst du dich jetzt, nachdem du das eine halbe Stunde durchgezogen hast?

Wähle eine der folgenden Übungen aus und führe sie täglich mindestens 10 bis 20 Minuten durch und das etwa 6 Wochen lang. Regelmäßige Wiederholung führt zur Verinnerlichung neuen Wissens und zu neuen Gewohnheiten. Die Übungen lassen sich leicht in den Alltag integrieren. Du musst dich somit nicht verbiegen, um dir irgendwie Zeit freizuschaufeln. Ich empfehle dir, jede Übung einmal auszuprobieren, denn nur dann merkst du, welche Methode für dich die passende ist.

»Du darfst da sein« – Negative Emotionen akzeptieren

Das Annehmen von Gefühlen wie Angst, Traurigkeit, Wut, Schuld und ähnlichem macht das Loslassen von diesen Emotionen erst möglich. Viele Menschen sträuben sich davor, weil sie das Akzeptieren mit Hinnehmen oder Resignation verwechseln. Sie haben das Gefühl sich geschlagen zu geben, wenn sie die unangenehme Emotion annehmen. Das zeigt schon, dass diese Personen einen Kampf geführt haben. Sie sehen die Angst oder andere Gefühle als Feinde an, die es zu besiegen gilt. Genau diese Verhaltensweise führt jedoch dazu, dass die Emotion immer stärker wird. Nehmen wir die Angst als Beispiel. Angst kann Angst vor der Angst erzeugen und zwar dann, wenn du schon vor einer Situation daran denkst, dass die Angst auftauchen könnte. Deine Gedanken drehen sich um das bevorstehende Ereignis und die Angst. Bis zur Situation hast du dein Unterbewusstsein mit vielen Angstgedanken gefüttert. Jetzt ist die Angst so riesig und mächtig, dass du dich ihr ausgeliefert fühlst. Entziehe der Angst die Nahrung und lasse sie schrumpfen und leiser werden. Das funktioniert, indem du sie akzeptierst und ihr die Daseinsberechtigung gibst.

Wir Menschen benötigen eine materielle Vorstellung, um etwas greifbar zu machen. Wenn du beispielsweise auf einen Traum hinarbeitest, hast du ein bestimmtes Bild im Kopf. Du verbindest ein Gefühl automatisch mit Bildern, mit einem Menschen, einem Tier oder einem anderen »Material«. Deshalb rate ich dazu, auch Emotionen zu materialisieren. Ansonsten erscheinen die Gefühle zu schwammig, um sie zu begreifen, wahrzunehmen und letztlich bewusst zu verändern. Gib deinem Gefühl eine Gestalt. Das kannst du gedanklich tun. Falls du gerne kreativ bist, kannst du die Gestalt zeichnen oder auf andere Weise darstellen. Wie sieht deine Angst aus? Ist es eine dunkle Wolke, die dich einhüllt? Ist es eine große Hand, die nach dir greift? Ist es ein kleiner Mensch, der riesig werden kann? Egal, wie deine Vorstellung von der Angst ist: Indem du ihr eine Form gibst, fällt es dir leichter, mit ihr in Kontakt zu treten. Du kannst sie besser wahrnehmen und ihr innerlich die Erlaubnis geben, da sein zu dürfen.

Die Angst (oder ein anderes Gefühl) darf bei dir sein. Sie darf dich begleiten. Das tut sie sowieso schon. Der Unterschied ist, dass du mit der Akzeptanz die Macht über dein Leben zurückbekommst, während dir der Kampf gegen die Emotion viel zu viel Energie raubt. Das Gefühl wird automatisch kleiner, leiser und mit der Zeit unwichtiger und du verfügst wieder über mehr Energie für andere Dinge. Das bedeutet: Tue, was du tun möchtest und lasse dich nicht von der Angst davon abhalten! Am Anfang wirst du noch mit unsicheren Schritten gehen, weil du davor Angst hast, dass die Angst wieder wachsen könnte. Sobald du merkst, dass dies passiert: Halte einen Moment inne und stelle dir die Angst in der Gestalt vor, die du ihr gegeben hast. Das mag verrückt klingen, aber es hilft dir, immer wieder mit dieser Emotion in Kontakt zu treten und sie bewusst wahrzunehmen. Sage ihr gedanklich, dass sie mitkommen darf, aber den Schnabel halten soll (Humor ist durchaus erlaubt). Atme tief durch und mache weiter mit dem, was du tun möchtest. Je öfter du dies machst, desto stärker wirst du und desto schwächer wird die Angst. Sie ist weiterhin ein Teil von dir, denn jeder Mensch erfährt Situationen, in denen die Angst hervorkommt. Sie ist ein Teil deines Gefühls-Teams, wobei nicht mehr die Angst der Team-Leader ist, sondern du übernimmst nach und nach die Führung. »Ich habe meine Angst dabei, aber ich mache trotzdem XY!« – das könnte dein neues Motto sein. Und schon wird die Angst zum Mutmacher. Durch diese Emotion erfährst du, wie stark du in Wirklichkeit bist.

Ein Stopp für dein Gedankenkarussell

Gedanken verstärken Gefühle - im positiven wie im negativen Sinne. Falls derzeit negative Emotionen vorherrschend sind, wird sich mit hoher Wahrscheinlichkeit dein Denken um ein bestimmtes Ereignis drehen. Dieses Gedankenkarussell raubt dir den Schlaf und tagsüber die Konzentrationsfähigkeit. Vor allem in ruhigen Zeiten fängt es sich wie automatisch an zu drehen und du hast das Gefühl, es nicht anhalten oder in eine andere Richtung lenken zu können. Hier hilft ein Gedanken-Stopp: Sobald du merkst, dass sich das Karussell wieder dreht, sagst du ein energisches Stopp. Das kannst du leise und gedanklich tun oder du sprichst es laut aus. Mit diesem Stopp! unterbrichst du den Gedankenfluss und du hast die Möglichkeit, ganz bewusst an etwas anderes zu denken. Zu Beginn wirst du das Gefühl haben, ständig und zig Mal hintereinander Stopp sagen zu müssen. Mit der Zeit werden die Abstände größer, weil du dir das bewusste Denken antrainiert hast.

An was hast du gedacht?

Wenn dich negative Gefühle förmlich überrollen, ist es gut, kurz innezuhalten. Frage dich, an was du vor einer halben Stunde oder vor 5 Minuten gedacht hast. Den Emotionen gehen meistens entsprechende Gedanken voraus. Sie sind der Auslöser für deine Gefühlslage und deine Stimmung. Auch diese Übung wird am Anfang nicht leicht fallen. Zudem wirst du nicht in der Lage sein, jeden Gedanken zu erfassen. Unser Gehirn ist ständig in Aktion. Wir wären mehr als überfordert, würden wir alle Gedanken einfangen wollen. Mit ein bisschen Übung wird es dir jedoch stetig besser gelingen, sich an die Gedanken zu erinnern, bevor das Gefühl an Kraft und Größe zunahm. Mit dieser Übung lernst du den Zusammenhang zwischen Gefühl und Gedanken kennen. Du kannst nun besser einordnen und verstehen, was dich runterzieht, verängstigt oder wütend macht. Außerdem gibt sie dir ebenfalls die Möglichkeit, bewusst dein Denken zu verändern. Glück ist eine Einstellungssache und die Einstellung nimmst du selbst vor. Das Gefühl eines erfüllten Lebens hängt nicht von äußeren Umständen ab. Das beweisen immer wieder Menschen wie die Influencerin Angie Berbuer. Eine junge Frau, die bei einem Unfall beide Unterschenkel verlor. Sie geht weiter ihren Weg, weil sie eine Optimistin ist und nicht mit ihrem Schicksal hadert. Im Gegenteil macht sie nun anderen Menschen Mut, ihr Leben in die Hand zu nehmen und sich für das Glück zu entscheiden. Solche Menschen können für das eigene Lebensglück große Vorbilder sein.

Sag doch mal Danke!

»Dankbarkeit ist das Gefühl des Staunens und der Feier des Lebens« – sagte der Psychologe und Dankbarkeits-Forscher Prof. Dr. Robert A. Emmons. Wenn du dich in Dankbarkeit übst, nimmst du dich selbst, dein Umfeld und deine Mitmenschen wesentlich positiver wahr. Da es unmöglich ist, gleichzeitig dankbar und wütend, ängstlich oder ähnliches zu sein, wirkst du mit Dankbarkeit negativen Emotionen entgegen, ohne sie zu bekämpfen. Dankbare Personen zeichnen sich durch Optimismus, Empathie, Hilfsbereitschaft und einem Gefühl von Glücklichsein aus. Dazu ist es nicht notwendig, die Dankbarkeit zum Ausdruck zu bringen. Um das Gefühl der Dankbarkeit zu stärken ist es ausreichend, darüber nachzudenken oder aufzuschreiben. Emmons führte wissenschaftliche Studien durch und ließ Probanden 10 Wochen lang regelmäßig ein Dankbarkeitsbuch schreiben. Nach dieser Zeit fühlten sich die Teilnehmer gesünder und zufriedener. Damit diese Empfindungen nachhaltig wirken, sollte das Tagebuch mindestens einmal wöchentlich geschrieben werden.

Am Anfang ist es dir zu empfehlen, täglich mindestens 3 Dinge zu notieren, für die du dankbar bist. Kaufe dir eine schöne Kladde, die du als Dankbarkeitsbuch verwendest. Mache es dir zur Gewohnheit, deine Dankbarkeitsnotizen am Abend durchzuführen. Somit gehst du mit positiven Gedanken zu Bett und das fördert einen besseren Schlaf. Manchen Menschen tut es gut, morgens in ihr Tagebuch zu schreiben. Vor allem, wenn sich nach dem Aufwachen direkt das Gedankenkarussell zu drehen anfängt, ist die Dankbarkeit ein gutes Gegenmittel. Solltest du aktuell in einer schwierigen Lebensphase stecken, wird es dir zu Beginn schwer fallen Dinge wahrzunehmen, für die du dankbar sein kannst. Du veränderst jedoch mit Dankbarkeit deine gesamte Lebenseinstellung und somit die Einstellung zu Ereignissen, Erfahrungen, Menschen und Situationen. Denke beim Notieren nicht an die großen Dinge. Es sind die vielen kleinen Dinge, die zur Dankbarkeit führen und die du vielleicht bisher kaum beachtest und wertgeschätzt hast. Ist es nicht fantastisch, dass du gesunde Arme, Hände, Beine usw. hast? Wie schön ist es, dass du ein Dach über dem Kopf hast und in einem kuschelwarmen Bett schlafen kannst. Hast du einen besten Freund/ eine beste Freundin? Auch dafür kannst du dankbar sein. Ist es nicht wunderbar, dass du den Wald, die feuchte Wiese, die Kräuter in deiner Küche riechen kannst? Es gibt so vieles, das deine Wertschätzung verdient hat und für das du »Danke« sagen kannst.

Je mehr du dich darin übst, umso mehr schöne Dinge fallen dir auf. Es wird zum Selbstläufer, denn im Laufe der Zeit richtest du deine Aufmerksamkeit auf die positiven Ereignisse. Nach einem anstrengenden Tag wirst du dich dennoch rückblickend an einiges erinnern, für das du dankbar bist. Das macht zufrieden, entspannt und glücklich.

Riechen, sehen, hören – schule deine Wahrnehmung

Zufriedene Menschen, die ein erfülltes Leben leben, nehmen in der Regel mehr schöne Dinge wahr. Du schulst deine Wahrnehmung bereits mit dem Schreiben des Dankbarkeitstagebuches. Im Alltag hast du weitere Möglichkeiten, deine Sinne zu schärfen. Dabei konzentrierst du dich bewusst auf verschiedene Tätigkeiten oder ähnliches und du bleibst dabei im Jetzt. Beispiele:

- Wenn du isst, dann tue nichts anderes. Lege dein Smartphone an die Seite und schalte es auf stumm. Fokussiere dich auf deine Mahlzeit. Welche Gerüche nimmst du wahr? Wie schmeckt dein Gericht? Kaue jeden Bissen intensiv und nehme den Geschmack wahr.

- Nimm dir Zeit für Spaziergänge durch die Natur. Beobachte das, was dort wächst. Höre die Vogelstimmen und fasse ruhig Bäume und Blätter an. Nehme wahr, wie sich die Pflanzen anfühlen.

- Höre deine Lieblingsmusik und achte auf die einzelnen Stimmen und Instrumente. Spüre in deinem Körper nach, wie sich die Musik auf dein Inneres auswirkt. Schlägt dein Herz schneller? Strömt zwischendurch eine Energie durch deinen Körper, die sich warm und gut anfühlt? Fühlst du bei bestimmten Klängen ein freudiges Gefühl oder stimmen dich manche Töne traurig?

Du kannst dieses Fokussieren auf eine Tätigkeit oder auf andere Dinge immer wieder in deinen Alltag integrieren. Zum Beispiel beim Hausputz: Schaue hin, wenn du eine Schranktüre abwischst oder den Fußboden putzt. Nehme den Duft von frisch gewaschener Wäsche wahr, wenn du diese zum Trocknen aufhängst oder in den Schrank einräumst. Richte deinen Fokus ganz bewusst auf die Zutaten, die du schneidest, um eine Mahlzeit zuzubereiten. Beobachte dein Haustier beim Spielen. Wenn du dich ganz bewusst auf etwas konzentrierst, haben die unangenehmen Gefühle in dieser Zeit keine Chance, sich in den Vordergrund zu stellen. Gleichzeitig übst du dich in Achtsamkeit und nimmst mehr wahr als andere Menschen.

ABC-Modell nach Ellis bei Ängsten, Depressionen und Minderwertigkeitsgefühlen

Der amerikanische Psychotherapeut und Psychologe Albert Ellis entwickelte das sogenannte ABC-Modell, das bis heute bei der kognitiven Verhaltenstherapie bei Ängsten, Minderwertigkeitsgefühlen oder Depressionen angewendet wird. Dieses Modell ist zudem die Grundlage für NLP (Neurolinguistisches Programmieren). Laut Ellis entsteht ein Gefühl nicht alleine durch ein Ereignis, sondern durch die Beurteilung des Geschehnisses. Dementsprechend benannte er sein Modell:

- **A**ctivating experiences – die äußere und innere Wahrnehmung
- **B**eliefs – die Interpretation und Bewertung
- **C**onsequences –Gefühle und Verhalten aufgrund der Bewertung

Für Therapien fügte Ellis die Faktoren D und E hinzu:

- **D**ispute – Thesen und Annahmen hinterfragen
- **E**ffect – positive Erfahrungen und Auswirkungen machen

Beispiel für den Ablauf einer Situation nach dem ABC-Modell:

➢ **Wahrnehmung**: Deine Partnerin/ dein Partner kommt zwei Stunden später als gewohnt nach Hause.

➢ **Bewertung**: Sie/ Er hat doch garantiert ein Verhältnis. Warum sonst kommt sie/ er heute so spät nach Hause und dann auch noch so fröhlich.

- **Gefühle und Verhalten**: Du spürst, wie du gleichzeitig wütend und ängstlich wirst. Will sie/ er sich trennen? Du sprichst deinen Partner an und fragst, warum er so spät nach Hause kommt. Deine Emotionen schwingen mit, sodass schnell ein Streit entfacht ist.

Mit Hilfe des ABC(DE)-Modells bist du in der Lage, einen solchen Negativ-Kreislauf zu unterbrechen und die Situation neu zu bewerten, deine Überzeugungen zu hinterfragen und schließlich deine Emotionen und dein Verhalten zu verändern. Das Modell eignet sich vor allem für wiederkehrende Situationen und Gefühlszustände. Wenn du das Gefühl hast, bei bestimmten Ereignissen immer wieder in die Angst-, Wut- oder Traurigkeitsfalle zu geraten, kann dir das ABC-Modell behilflich sein.

A – Wahrnehmung überprüfen

Nehme einfach erst einmal die Informationen, die Fakten, der auslösenden Situation wahr.

B – Überzeugungen hinterfragen und Situation neu bewerten

Frage dich, wann du eine ähnliche Situation erlebt hast, um zu dieser Bewertung zu kommen. Welche Gedanken führten zu deinen Gefühlen und zu den körperlichen Reaktionen? Bewerte nun die Situation neu und hinterfrage deine Überzeugung. Um bei dem obigen Beispiel zu bleiben: Bist du dir sicher, dass dein Partner fremdgegangen ist? Woher weißt du das? Welche Ängste fühlst du bei diesen Gedanken? Was genau löst Wut in dir aus?

Jetzt bewerte die Situation neu und zwar so, dass ein erwünschtes Gefühl entsteht, beispielsweise Vertrauen. Welcher Gedanke könnte dir dabei hilfreich sein? Vielleicht dieser: Sie/ Er hatte bestimmt einen guten Tag und wird mir gleich bei einem Glas Wein alles berichten. Oder: Wie schön, dass mein Schatz so gut gelaunt nach Hause kommt.

C – Wie möchtest du dich zukünftig verhalten und fühlen?
Schreibe einmal auf, wie du dich in Zukunft bei einer ähnlichen Situation fühlen möchtest. Welche Körperreaktion wünschst du dir und wie möchtest du dich am liebsten verhalten? Probiere deine erwünschten Verhaltens- und Denkweisen aus, sodass du positive Erfahrungen sammeln kannst, die letztlich deine Gefühlslage verändern.

2. Mit **Engagement** in den Flow kommen

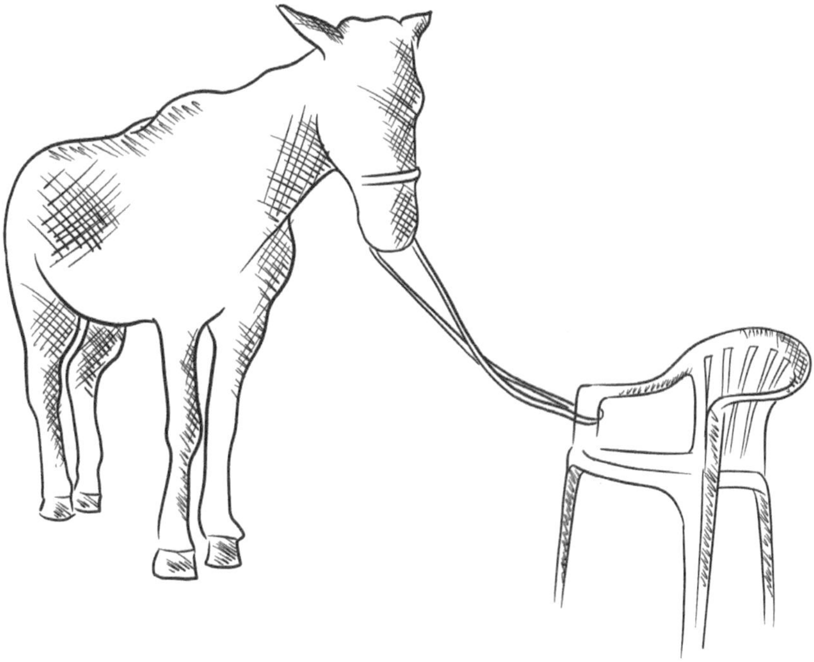

»Niemand weiß, was in ihm drinsteckt, solange er nicht versucht, es herauszuholen.«

(Ernest Hemingway)

Vielleicht liegt deine große Stärke im Engagement. Manche Menschen empfinden es als Glück, wenn sie sich für etwas oder andere einsetzen können. Sie gehen darin auf und erleben den sogenannten Flow. Der Flow beschreibt das zufriedene, beglückende Gefühl, wenn jemand völlig in einer Tätigkeit versinkt, dabei Raum und Zeit vergisst und die Tätigkeit fast wie von selbst verläuft. Dieser Flow liegt zwischen Unterforderung und Überforderung. Der Begriff stammt aus dem Englischen und bedeutet so viel wie strömen oder fließen. Wenn du im Flow bist, spürst du ein starkes Glücksempfinden. Es ist verbunden mit einem Gefühl von Selbstwirksamkeit, mentaler Flexibilität und Klarheit. Dabei können selbst anstrengende Aktivitäten als leicht empfunden werden. Außerdem wird die Tätigkeit als sinnvoll und lohnenswert erlebt. Laut der neuen Forschung zeichnet sich der Flow-Zustand durch drei Hauptmerkmale aus:

- Motivation
- Konzentration
- Befriedigung

Menschen in diesem Zustand sind sehr motiviert und engagiert. Weder Anstrengungen noch Widerstände können sie von ihrer Tätigkeit abhalten. Der Sinn und das Ergebnis der Tätigkeit spielen zwar eine große Rolle, aber nicht die Hauptrolle. Es ist das Tun, das sie motiviert. Der Flow-Zustand wird als lohnend und befriedigend empfunden. Die Aufgabe macht Spaß und erfüllt. Beim Flow-Zustand handelt es sich um eine intrinsische Motivation. Sie kommt aus dem Inneren und wirkt nachhaltig. Externe Beweggründe wie Belohnungen oder Geld halten meistens nur kurz an. Der Flow-Zustand ist selbstbelohnend, sodass ein Lob oder eine Belohnung von außen nicht unbedingt notwendig ist, um weiterhin motiviert zu sein.

Im Flow vergisst du nicht nur die Zeit, sondern ebenfalls deine Sorgen. Der Zustand ist sowohl im Beruf, als auch in der Freizeit, bei einem Hobby oder beim Sport erreichbar. Weil du während einer solchen Tätigkeit Erfolge erlebst, dient diese Art des Engagements auch der Weiterentwicklung und des persönlichen Wachstums. Dabei bietet die Tätigkeit immer eine kleine Herausforderung, das zum Erfolgserleben führt. Du hast jedes Mal das Gefühl, über dich hinausgewachsen zu sein und mehr zu können, als du vermutet hast. Gleichzeitig baust du deine Stärken aus und entwickelst neue Stärken und Fähigkeiten.

Der Flow-Zustand kann körperlich gemessen werden. Zum Beispiel erhöht sich die Leitfähigkeit der Haut und das Herz schlägt rhythmischer. Der Körper schüttet vermehrt Endorphine aus. Das sind die sogenannten Glückshormone. Aus diesen Gründen vermuten Wissenschaftler, dass der Flow-Zustand das Gefühlsleben stabilisiert und die Gesundheit optimiert. Dazu muss der Flow regelmäßig und wiederholt erlebt werden. Diese intrinsische Motivation bewirkt, dass man sich zufriedener, mental und seelisch stärker und ausgeglichener fühlt.

Was ist die intrinsische Motivation?

Der Flow steht also zwischen Über- und Unterforderung, wobei er der Überforderung näher steht – weil die Tätigkeit als herausfordernd, aber als beglückend und zufriedenstellend empfunden wird. Aufgrund der Herausforderung hat man das Gefühl, über sich hinauszuwachsen. Unterforderung, also Langeweile, führt nicht zum Flow, sondern blockiert den Fluss. Für das Flow-Erleben muss sie Motivation von innen kommen. Der Antrieb der meisten Menschen erfolgt von außen, zum Beispiel um einen bestimmten Sozialstatus oder finanziellen Reichtum zu erzielen. Oder um sich mächtig oder zugehörig zu fühlen. Die Anreize bei der extrinsischen Motivation können jedoch ebenso Angst sein, beispielsweise die Angst, den Job zu verlieren, nicht gut genug zu sein oder zu wenig Anerkennung zu erhalten. Auch die Erwartungen anderer Menschen können zu den Faktoren eines extrinsisch Motivierten gehören.

Bei der intrinsischen Motivation geht es um Freude, um die eigenen Werte und um Sinnhaftigkeit. Dabei empfindet der intrinsisch Motivierte seine Tätigkeit als interessant, herausfordernd und sinnvoll. Er brennt für diese Aufgabe und führt sie mit Leidenschaft aus. Die Zeit scheint wie im Fluge zu vergehen und er muss sich oft zu Pausen zwingen. Eine Bestätigung oder Belohnung ist ihm egal. Er widmet sich der Sache gerne, aus eigenem Antrieb und mit Vergnügen.

Ein Beispiel macht den Unterschied zwischen intrinsischer und extrinsischer Motivation deutlicher: Der Sport. Vielleicht hast du auch schon einmal mit dem Joggen begonnen, weil du gelesen hast, wie gesund das ist oder weil dich dein Freund oder Partner dazu überredet hat. Du hast eventuell Läufer darüber erzählen gehört, wie sie dabei in den Flow kommen und wie gut sie sich fühlen, seitdem sie regelmäßig joggen. Und nun joggst du und fragst dich, was daran wohltuend sein soll. In der ersten Woche bist du vielleicht noch motiviert. In der zweiten Woche ist dein innerer Schweinehund schon verdammt stark und in der dritten Woche hast du jedes Mal eine Ausrede. Mal ist es der Muskelkater, mal das Wetter und beim nächsten Mal kam dir ein Termin dazwischen. Letztlich hängst du deine Joggingschuhe und dein Vorhaben an den Haken. Kommt der Wunsch nach Sport jedoch aus dem Inneren, musst du zwar auch immer mal wieder mit dem Schweinehund kämpfen, aber du besiegst ihn jedes Mal. Du möchtest joggen, du verspürst eine Lust zum Laufen und dir macht der Sport Spaß. Kommt die Motivation von außen, spürst du vielleicht anfangs eine Freude, die jedoch schnell wieder nachlässt. Bei der intrinsischen Motivation wirkt die Freude nachhaltig und du bist zudem voller Vorfreude und kannst es kaum erwarten, wieder mit dieser Beschäftigung zu beginnen. Selbstverständlich gibt es auch beim intrinsisch Motivierten Tage, an denen der innere Schweinehund sehr aufdringlich und hartnäckig ist. Dennoch schafft man es, über den Schweinehund zu steigen, ihn links liegen zu lassen und mit der Tätigkeit anzufangen – und dann lässt der Flow-Zustand nicht lange auf sich warten.

Falls du bisher keine Tätigkeit gefunden hast, die dich in den Flow bringt, musst du nicht verzagen. Jeder besitzt die Fähigkeit zur intrinsischen Motivation. Häufig ist sie uns nur verloren gegangen. Wenn du einmal an deine Kindheit zurückdenkst, fallen dir bestimmt Dinge ein, mit denen du dich mehr als gerne beschäftigt hast. Durch die Pflichten wie Schule und Ausbildung und durch die Erwartungen von Lehrern, Eltern und anderen Personen verlieren viele Menschen ihre Leidenschaften. Gleiches gilt für den Beruf. Nur die wenigsten Menschen gehen ihrer Berufung nach. Es ist aber nie zu spät dem Leben eine Wende zu geben. Du hast heute die Möglichkeit, deine intrinsische Motivation zu entdecken oder wiederzufinden.

Praxisteil mit Übungen zum Thema Engagement und Flow

Wie kannst du deine intrinsische Motivation wecken? Zunächst ein paar Merkmale, durch die sich die intrinsische Motivation auszeichnet:

- Du bist an einem Thema sehr interessiert und eignest dir dazu gerne neues Wissen an.
- Bei dem Thema empfindest du Freude und Neugierde.
- Das Thema fordert dich heraus, wobei es dich nicht überfordert.
- Wenn du dich damit beschäftigst, fühlst du weder Unterforderung noch Langeweile.
- Dein Lieblingsthema muss nicht unbedingt einem bestimmten Zweck dienen. Du empfindest es für dich als sinnvoll und befriedigend.
- Sobald du dich deinem Thema hingibst, hast du gute Laune – es ist, als würde sich im Inneren etwas öffnen.
- Das Thema passt zu dir, deinen Werten und deinen Charaktereigenschaften.

Jetzt kennst du die Merkmale, die zum Flow führen und nun hast du die Möglichkeit, mit folgenden Übungen und Tipps deine intrinsische Motivation aus dem Schlaf zu holen. Aber bitte, setze dich nicht unter Druck. Der Flow ist frei von innerem Druck. Je mehr du dich mit dir und deinen Bedürfnissen und Stärken beschäftigst, desto näher rückt die intrinsische Motivation. Die folgenden Tipps und Übungen sind wieder als Anregungen gedacht. Probiere am besten alles einmal aus, denn auf diese Weise spürst du, welche Übung für dich die richtige ist.

Setze dir ein Ziel

Mit einem Ziel sind Aufgaben und Schritte verbunden, sodass du in den Flow kommen kannst – wenn das Ziel für dich interessant und mit einer gewissen Vorfreude verbunden ist. Falls dir momentan einfach nichts einfällt, was du gerne tun und erreichen würdest, werfe einen kurzen Blick in deine Kindheit zurück. Teile dein Ziel in mehrere Etappenziele ein und arbeite darauf hin. Achte darauf, dass dieses Ziel nicht vorrangig mit Ruhm, Reichtum, Anerkennung oder ähnlichen äußeren Faktoren zu tun hat. Vielleicht wolltest du früher gerne ein Instrument lernen oder vielleicht haben dich immer schon Pflanzen, Tiere oder etwas anderes interessiert. Sei gespannt, welches Ziel sich dir zeigt, wenn du näher darüber nachdenkst. Und beachte dabei dein Körpergefühl. Wann kribbelt es im Bauch vor lauter Vorfreude? Wann zieht sich der Magen eher zusammen – weil es gar nicht dein Ziel ist? Bei welchem Gedanken/Thema würdest du am liebsten direkt loslegen und die ersten Schritte einleiten?

Schalte Störquellen ab

Sobald du im Flow bist, nimmst du oftmals Störfaktoren wie eine laute Umgebung, Musik vom Nachbarn oder ähnliches nicht wahr. Es kann jedoch sein, dass du nicht in den Flow kommst, weil du dich in einer lauten Umgebung befindest oder dein Smartphone ständig piepst und bimmelt. Nun sind nicht alle Störquellen einfach abschaltbar. Möchtest du beispielsweise beruflich in den Flow kommen, kannst du schlecht deine lauten Kollegen nach draußen befördern. Du könntest jedoch einen Kopfhörer aufsetzen. Vielleicht bist du jemand, der mit einer bestimmten Musik schneller in den Flow kommt. Eventuell hättest du zudem die Option, dich für etwa eine Stunde in einen leeren Raum zurückzuziehen, um dich dort deiner Aufgabe ungestört zu widmen.

Erst die Arbeit, dann das Vergnügen?

Oder ist es bei dir eher umgekehrt? Manche Menschen erledigen zuerst eine als lästige und unangenehme Aufgabe, bevor sie sich ihrem Lieblingsthema zuwenden. Andere kommen besser in den Flow, wenn sie sich zuerst mit einer erfreulichen Aufgabe beschäftigen. Finde heraus, welcher Start für dich passend ist. Der Flow-Zustand stellt sich dann am besten ein, wenn die Rahmenbedingungen mit deiner Persönlichkeit übereinstimmen. Also: Zuerst die Arbeit, dann das Vergnügen oder umgedreht. Und: Bist du eher ein Morgen- oder Abendmensch? Zu welcher Tageszeit bist du am aktivsten?

Erweitere deinen Horizont

Kommt dir dein Leben so vor, als würdest du dich in einem trägen Kreislauf befinden? Du bist ständig müde, obwohl du genug schläfst? Dann ist es vielleicht an der Zeit, mal etwas komplett Neues zu lernen oder zu erleben oder deine Fähigkeiten und Talente zu optimieren. Das regt deinen Geist und deine Kreativität an – und letztlich könnte sich der Flow einstellen. Überlege einmal, wie du deinen nächsten Urlaub oder dein nächstes Wochenende verbringen könntest. Denke dir etwas aus, dass du bisher noch nicht getan hast. Falls du gerne liest: Wähle Bücher zu Themen aus, die dich interessieren, mit denen du dich jedoch bisher wenig beschäftigt hast. Oder hast du ein Talent, das du noch nicht so richtig gefördert hast? Informiere dich, ob es in deiner Nähe einen Kurs gibt, um deine Fähigkeit auszubauen und zu erweitern.

Komme in Bewegung

Zum Thema Bewegung findest du bei Schritt 7 noch viele Informationen und Übungen. Nur kurz vorab: Wenn du dich körperlich zu wenig bewegst, regt sich auch seelisch und geistig nicht viel. Indem du deinen Kreislauf in Schwung bringst und die Blutzirkulation anregst, werden Endorphine ausgeschüttet, die für einen regen Geist und ein ausgewogenes Seelenleben sorgen.

3. Ziehe erfüllte, glückliche, **positive Menschen** in dein Leben

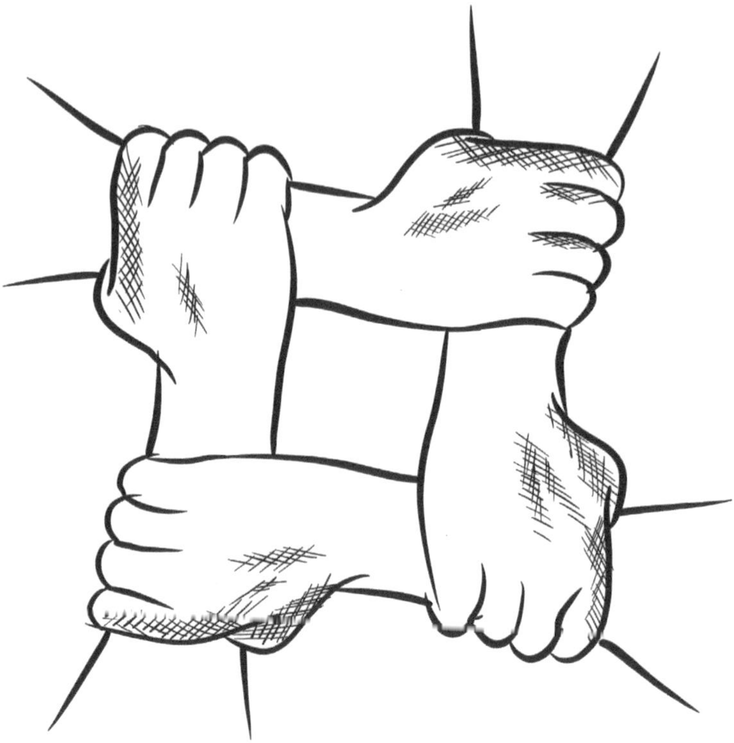

»Du kannst dich nicht mit negativen Menschen umgeben und dann ein positives Leben erwarten!«

(Dirk Kreuter)

Das Umfeld beeinflusst maßgeblich dein Leben. Schon in der Kindheit wird dein Selbstbild von den Menschen geprägt, die zu deinem sozialen Umfeld gehören. Die Verhaltensweisen, das Feedback und die Reaktionen der Mitmenschen spielen bei der Persönlichkeitsentwicklung und dem Lebenslauf eine große Rolle. Und das ist im Erwachsenenleben nicht viel anders. Befanden und befinden sich in deinem sozialen Kreis überwiegend Optimisten, die mit sich und ihrem Leben zufrieden und glücklich sind, verlaufen die Gespräche und die Treffen positiv und motivierend. Du verlässt ein Zusammensein mit solchen Personen gestärkt und gut gelaunt. Du fühlst dich mit deinen Stärken und Schwächen angenommen und durch den positiven Umgang ist deine innere Motivation höher. Mit einem positiven Umfeld kannst du dich frei entfalten. Solche sozialen Beziehungen wirken fördernd, motivierend und sie eröffnen dir neue Blickwinkel und Horizonte. Konntest du bereits von Kindheit an von einem positiven Umfeld profitieren, werden dein Selbstvertrauen und dein Selbstbewusstsein relativ hoch sein. Wohltuende Sozialkontakte wirken sich im positiven Sinne auf die seelische Gesundheit aus und das ist wiederum ein wichtiger Faktor für ein erfülltes, glückliches Leben.

In vielen wissenschaftlichen Studien konnten die Bedeutung und der große Einfluss von sozialen Kontakten auf das Wohlbefinden erwiesen werden. Fehlen gute soziale Bindungen, kann dies sogar zu Krankheiten führen.

Das Sinus-Institut aus Heidelberg führte während der Corona-Pandemie im Jahre 2021 eine Repräsentativ-Umfrage mit Jugendlichen durch. Dabei ging es um Themen wie Persönlichkeitsempfinden, Bewältigung und Konsequenzen in Bezug auf die Pandemie. Die 14- bis 17-Jährigen wurden auch gefragt, wie optimistisch sie der Zukunft entgegensehen und wie zufrieden sie mit ihrem Leben sind. Über 80 Prozent der Befragten haben einen hohen Zukunftsoptimismus. Der Großteil der Jugendlichen fühlte sich jedoch während der Pandemie einsam und gelangweilt. Ihnen fehlten die sozialen Kontakte und Freunde und sie hatten das Gefühl isoliert zu sein. Auf die Frage, was ihnen während dieser Zeit geholfen hat, um mit der Lage umzugehen, antworteten die meisten Teilnehmer, dass sie sich von ihrer Familie unterstützt fühlten. Manche fanden Hilfe bei Freunden oder Mitschülern. Anderen Befragten halfen Filme, Computerspiele, Schlaf, aber auch Angebote von Kinder- und Jugendhilfen oder Kirchen und Gemeinden. Ein Fazit der Umfrage lautet: 81 Prozent der befragten Jugendlichen schauen positiv in die Zukunft. Sie hatten jedoch vor allem mit der Einsamkeit und Einschränkung der Freiheit zu kämpfen. Die größte Hilfe sahen sie im sozialen Umfeld und in den medialen Angeboten. [2]

Das Forschungszentrum in Jülich gab 2019 die Ergebnisse einer Studie bekannt: Im Gehirn lässt sich klar erkennen, wie stark die Einbindung eines Menschen im sozialen Umfeld ist. Für die Studie konzentrierten sich die Wissenschaftler auf Einflüsse, die sich auf die Gehirnstruktur auswirken. Zu den Faktoren gehören das soziale Umfeld, Tabakkonsum, Alkoholkonsum und körperliche Bewegung. Wie sich zeigte, war die sogenannte graue Substanz des Gehirns bei den Menschen besser erhalten, die rege soziale Kontakte pflegten. Die graue Substanz ist ein wichtiger Bestandteil des zentralen Nervensystems. [3]

2 www.sinus-institut.de/media-center/presse/dkjs-krisenresilienz

3 idw-online.de/de/news?print=1&id=710807

Soziale Kontakte stillen eines der Grundbedürfnisse des Menschen und zwar das Gefühl der Zugehörigkeit. Wie wichtig dieses Bedürfnis ist, zeigt unter anderem die Beliebtheit der sozialen Netzwerke im Internet. Allerdings haben Beziehungen und Freundschaften außerhalb des World Wide Webs noch eine größere Bedeutung. Selbst wenn sich jemand viel in den sozialen Medien bewegt, fühlt er sich dennoch einsam, wenn persönliche Kontakte fehlen. Mit sozialen Bindungen erfahren wir im besten Falle Verständnis, Mitgefühl, Trost und Zuneigung. Wir können uns mit anderen Menschen über unsere Gedanken, Erfahrungen und Gefühle austauschen. Eine Redewendung lautet: *»Geteiltes Leid ist halbes Leid«*. Negative Erlebnisse werden erträglicher, wenn wir sie mit anderen Menschen teilen können. Ein weiteres Sprichwort: *»Geteilte Freude ist doppelte Freude«*. Mit anderen Menschen positive Erfahrungen teilen und erleben erhöht das Glücksempfinden. Deine Freude erscheint größer, wenn sich deine Mitmenschen mitfreuen. Freundschaften und andere enge Beziehungen tun der Seele einfach gut. Personen, die mit ihrem Leben zufrieden sind und das Gefühl haben, ein erfülltes Leben zu führen, haben in der Regel ein intaktes soziales Umfeld. Dieses zeichnet sich durch gegenseitiges Vertrauen und Wertschätzung aus. Jeder ist für den anderen da, sodass schwierige Phasen nicht alleine überstanden werden müssen. Ein weiteres Merkmal für ein positives Umfeld ist die Authentizität. Unter Menschen, die einen wohlwollenden, wertschätzenden Kontakt mit anderen pflegen, kann jeder so sein wie er ist. Die Person wird mit all ihren Stärken und Schwächen angenommen und akzeptiert. Oder besser: Diese Menschen pflegen einen diversen Freundes- und Bekanntenkreis, weil sie wissen und es schätzen, dass eine Persönlichkeit aufgrund der speziellen Stärken und Schwächen einzigartig ist.

Wie du siehst, hat dein soziales Umfeld eine enorme Bedeutung für dein seelisches Wohlbefinden. Es geht nicht darum, so viele Freunde und Bekannte wie möglich zu »sammeln«. Hierbei zählt Qualität mehr als Quantität. Wichtig ist, dass du dich mit diesen Menschen gut fühlst. Dass du dich nicht verbiegen und verstellen musst, nur um halbwegs anerkannt zu werden. Ein positives Umfeld kennt keinen Neid. Es freut sich mit dir über deine Erfolge, es gönnt dir Glück und Zufriedenheit und es unterstützt dich bei deinen Wünschen und Zielen.

Im Gegensatz dazu wirkt ein negatives Umfeld Energie raubend und demotivierend. Energiediebe erkennst du an folgenden Merkmalen:

- Sie gönnen dir nicht die Butter auf dem Brot.
- Sie reden gerne hinter dem Rücken anderer Leute.
- Sie benutzten dich als Mülleimer für ihre Probleme.
- Sie können nicht zuhören.
- Sie sind wenig einfühlsam und zeigen für deine Sorgen und Ängste kaum Verständnis und Interesse.
- Sie belächeln deine Wünsche und Ziele oder versuchen dich davon abzubringen.
- Wenn du sie wirklich brauchst, sind sie nicht für dich da.
- Du gehst aus einem Treffen mit solchen Menschen niedergeschlagen, bedrückt oder schlecht gelaunt heraus.

Solche Energieräuber nähren deine negativen Gedanken und Emotionen. Darunter leiden dein Selbstvertrauen und dein Selbstbild. Wenn du dich überwiegend mit Energiedieben umgibst, glaubst du irgendwann nicht mehr an deine Ziele, an deine Stärken und Fähigkeiten. Viele Menschen geben dem sozialen Umfeld zu wenig Beachtung. Außerdem glauben sie, diese Art von Miteinander sei normal, weil sie es von Kindheit an nicht anders kennen. Manche schaffen es, sich davon zu lösen und sich einen neuen Kreis aufzubauen. Das Loslassen von toxischen Beziehungen scheint zunächst schwer zu sein, aber es bringt Erleichterung und letztlich mehr Lebensfreude und Zufriedenheit mit sich.

Praxisteil mit Übungen zum Thema Sozialkontakte

Mit den folgenden Tipps und Übungen erkennst du zum einen, von welchem Umfeld du beeinflusst wirst und zum anderen unterstützen sie dich dabei, ein positives Umfeld aufzubauen.

Hast du ein positives oder negatives Umfeld?

Oft bemerken wir gar nicht, dass wir uns vorwiegend mit Menschen umgeben, die uns alles andere als gut tun. Achte bei den nächsten Treffen und Zusammenkünften darauf, wie du dich währenddessen und nachher fühlst. Bist du eher wütend, angespannt, niedergeschlagen, demotiviert oder genervt? Oder hast du ein Lächeln auf den Lippen, weil du dich zufrieden, glücklich, motiviert, angenommen und verstanden fühlst?

Es geht jedoch nicht um einen einzelnen Tag. Es kommt auf die Gesamtheit der Beziehung zu einem Menschen an. Auch in einer guten Freundschaft gibt es Höhen und Tiefen. Wenn du mit deinem Freund/ deiner Freundin über ein tiefgründiges Thema redest, kann dich das nachdenklich stimmen und erschöpfen. Das hat nichts mit Energieraub zu tun.

Beleuchte ruhig einmal deine engen Kontakte: Mit welchen Menschen triffst du dich gerne? Wem vertraust du deine Probleme an? Von wem fühlst du dich voll und ganz akzeptiert? Und wer raubt dir oft deine Energie?

Investiere deine Zeit in die Menschen, die du als Bereicherung empfindest. Es ist deine Lebenszeit und die ist kostbar. Manchmal ist ein komplettes Loslösen von Energiesaugern nicht möglich, zum Beispiel wenn es sich um Familienmitglieder handelt. Dennoch ist es für das eigene Wohlbefinden ratsam, zumindest die Häufigkeit von Zusammentreffen zu reduzieren.

Umgebe dich mit verschiedenen Persönlichkeiten

Wie viele Studien bewiesen, zeichnet sich das Umfeld glücklicher Personen durch Diversität aus. Unterschiedliche Persönlichkeiten im Freundeskreis wirken sich positiv auf die Offenheit und Toleranz aus und das beeinflusst wiederum positiv das Selbstbild. Wer tolerant und aufgeschlossen ist, fühlt sich zudem in der Regel glücklicher. Darüber hinaus bietet ein diverses Umfeld Unterstützung in fast jeder Lebenslage und für verschiedene Bedürfnisse. Somit sollte sich beispielsweise ein Mentor in deinem Freundeskreis befinden, der dir in herausfordernden Situationen oder bei einem Richtungswechsel mit Rat zur Seite steht. Diese Person bietet dir Halt und hilft dir dabei, dich (neu) zu orientieren. In einem diversen Umfeld findet sich häufig auch ein Mensch, der dich auf neue Ideen bringt, der dich inspiriert und dich dazu ermutigt, deine Träume wahr werden zu lassen. Optimisten dürfen natürlich nicht fehlen, denn durch sie lernst du, selbst in düsteren Phasen immer noch etwas Positives zu sehen. Optimisten geben dir Kraft, sodass du nach dem Hinfallen wieder aufstehen kannst. Zudem ist jemand wertvoll, der dir klar und deutlich den Spiegel vorhält und der dir ehrlich seine Meinung sagt. Und ein Macher oder eine Macherin ist ebenso wichtig. Jemand, der nicht lange fackelt, sondern direkt loslegt und Dinge anpackt. Daneben sollten dir ein Seelentröster und bestenfalls ein Seelenverwandter zur Seite stehen. Ein buntes Umfeld sorgt für innere Stabilität, Motivation, Sicherheit und viel positive Energie.

Werde zum Energie-Spender!

Nun kommen positive, glückliche Menschen nicht einfach daher geflogen. Du ziehst das an, was du ausstrahlst oder, um bei Redewendungen zu bleiben: *»Wie man in den Wald hineinruft, so schallt es heraus«*. Dazu fällt mir direkt die Geschichte mit dem Hammer aus dem Buch »Anleitung zum Unglücklichsein« von Paul Watzlawick ein:

»Ein Mann will ein Bild aufhängen. Den Nagel hat er, nicht aber den Hammer. Der Nachbar hat einen. Also beschließt unser Mann, hinüberzugehen und ihn auszuborgen. Doch da kommen ihm Zweifel: Was, wenn der Nachbar mir den Hammer nicht leihen will? Gestern schon grüßte er mich nur so flüchtig. Vielleicht war er in Eile. Aber vielleicht war die Eile nur vorgeschützt, und er hat etwas gegen mich. Und was? Ich habe ihm nichts angetan; der bildet sich da etwas ein. Wenn jemand von mir ein Werkzeug

borgen wollte, ich gäbe es ihm sofort. Und warum er nicht? Wie kann man einem Mitmenschen einen so einfachen Gefallen abschlagen? Leute wie dieser Kerl vergiften einem das Leben. Und dann bildet er sich noch ein, ich sei auf ihn angewiesen. Bloß weil er einen Hammer hat. Jetzt reicht's mir wirklich. – Und so stürmt er hinüber, läutet, der Nachbar öffnet, doch noch bevor er "Guten Tag" sagen kann, schreit ihn unser Mann an: "Behalten Sie Ihren Hammer, Sie Rüpel!«

Ich hoffe, du musstest beim Lesen dieser Hammergeschichte schmunzeln oder sogar lachen, denn sie macht auf humorvolle Art deutlich, was negative Gedanken auslösen können. Menschen, die immer etwas zu meckern haben, die vor Neid fast platzen, die sich ständig benachteiligt fühlen oder die überall ein Haar in der Suppe finden – die werden von glücklichen, zufriedenen Personen vielleicht kurz wahrgenommen, aber dann links liegen gelassen.

Ein positiver Mensch strahlt Wärme aus. Andere fühlen sich in seiner Nähe wohl. Sie fühlen sich förmlich von ihm angezogen. Ein positiver Mensch bevorzugt wohltuende Kontakte. Er ist tolerant, pflegt einen respektvollen, freundlichen Umgang und ist in der Lage, sich in die Situation anderer Menschen hinein zu fühlen, zu motivieren und zu trösten. Er weiß aber auch Grenzen zu setzen und Nein zu sagen, sodass negative Personen gar nicht in seinen nächsten Kreis gelangen können.

Jeder ist ein Energieträger, im negativen oder im positiven Sinne. Du spürst (vielleicht noch unbewusst), wer dir gut tut und wer nicht und das fühlen andere ebenso. Du kannst somit zu einem besseren Miteinander beitragen, indem du positive Energie versprühst. Denn dein Energiefeld stößt an das deiner Mitmenschen. Jeder spürt die Energie des anderen. Denke einmal an einen Tag zurück, an dem du selbst nicht besonders gut gelaunt warst. Du schlenderst durch die Stadt und plötzlich siehst du in ein lächelndes Gesicht. Vielleicht grüßt dich der Mensch freundlich, der zu diesem Lächeln gehört und vielleicht sagt er dir etwas Nettes. Und genau das verändert deine Stimmungslage. Probiere es ruhig einmal aus und gehe ganz bewusst einen Tag lang freundlich und lächelnd auf andere Menschen zu. Beobachte die Reaktionen der anderen und deine Gefühlslage – letztere verändert sich nämlich zum positiven, wenn du ein Lächeln aufsetzt und freundlich zu deinen Mitmenschen bist. Zeige deinen Mitmenschen deine Wertschätzung. Sei großzügig mit Lob und Anerkennung, aber bitte nur dann, wenn du es auch so meinst. Dein Gegenüber spürt, wenn die mitschwingende Energie nicht zum gesprochenen Wort passt. Die Veränderung beginnt bei dir. Es geschieht wie von selbst, wenn du anfängst, dich zum Optimisten zu entwickeln, deine Stärken in den Fokus zu setzen und lernst, dich mit deinen Eigenschaften zu lieben. Dann fühlen sich die Menschen von dir angezogen, die dich als Bereicherung ansehen und die für dich bereichernd sein können.

4. Die Suche nach dem **Lebenssinn** oder: Gebe deinem Alltag einen Sinn

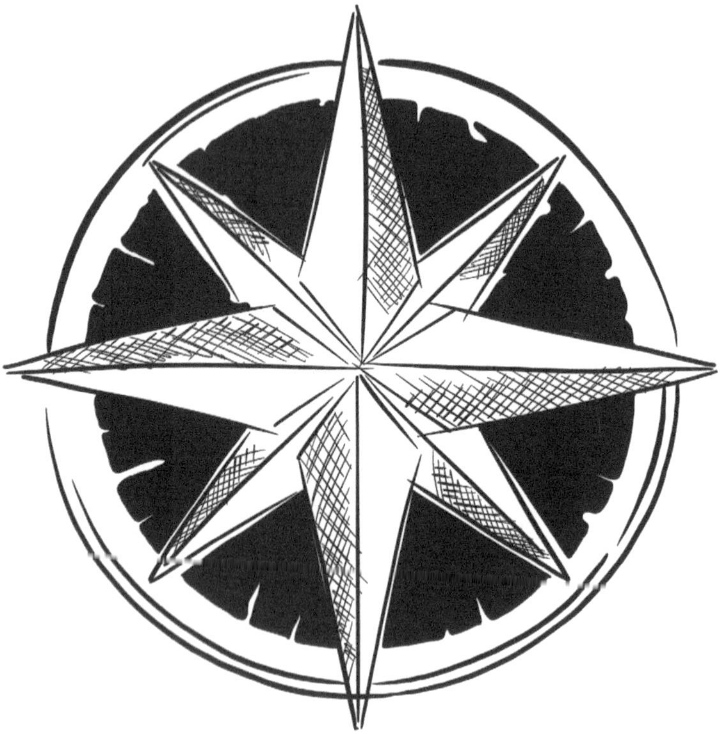

»Wer ein WARUM zum Leben hat, erträgt fast jedes WIE.«

(Nietzsche)

Wie du weiter oben im Buch gelesen hast, waren selbst die klassischen Philosophen unterschiedlicher Überzeugung zum Thema Glück und Sinnhaftigkeit. Jeder stellt sich irgendwann die Frage nach dem Lebenssinn. Goethe war der Überzeugung: »*Der Sinn des Lebens ist das Leben selbst*«. Der niederländische Philosoph Baruch de Spinoza soll einst gesagt haben: »*Sein, was wir sind und werden, was wir werden können, das ist das Ziel unseres Lebens*«. Ich denke, wir könnten viele Antworten auf diese Frage finden und stundenlang darüber philosophieren. Wenn du über den Lebenssinn im Großen und Ganzen nachdenkst, wirst du womöglich Jahre damit beschäftigt sein. Dann müsstest du dahinter kommen, warum es diesen Planeten gibt und wieso das Weltall entstanden ist. Gibt es einen Gott, der all das erschaffen hat oder eine andere Übermacht? Und falls ja: Wieso hat er Menschen und Tiere auf die Erde gesetzt? Welchen Zweck haben wir Erdenbewohner? Sollen wir irgendetwas für den Planeten oder für den gesamten Kosmos erreichen? Ui, beim Nachdenken über solche Fragen wird einem ziemlich schwindelig. Es ist sicherlich spannend darüber nachzudenken und sich mit anderen darüber auszutauschen. Aber bringt es dich weiter? Wirst du dadurch ein erfülltes Leben führen oder zieht dich der Gedankenstrudel über den Sinn oder Unsinn des menschlichen Daseins eher immer mehr in die Tiefe? Allerdings ist ein roter Faden bei Optimisten mit dem Sinn verbunden. Diese Menschen geben sich vertrauensvoll dem Leben hin und sind der Ansicht, dass alles einen Sinn hat – und sie haben aufgehört, diese Überzeugung zu hinterfragen. Für sie haben sowohl positive als auch negative Erfahrungen und Ereignisse einen Zweck. Das hilft ihnen dabei, schwierige Situationen und Herausforderungen anzunehmen, weil sie darin unter anderem eine Lernmöglichkeit sehen, die ihnen für ihren weiteren Lebensweg nützlich ist.

Die Frage nach dem Lebenssinn ist also eine sehr persönliche: Wie definierst du Glück? Was macht dich glücklich und zufrieden? Was erfüllt dich so sehr, dass du dabei die Zeit vergisst?

Es ist meiner Meinung nach nicht unbedingt wichtig, ob etwas für die Allgemeingültigkeit einen Sinn ergibt. Den Sinn bestimmst nur du alleine. Was macht Sinn? Etwas, das dich erfüllt, das dich glücklich macht, das dir Freude bringt. Ob dein Nachbar, dein Freund oder eine andere Person das als sinnvoll empfindet, was für dich einen Sinn ergibt – das ist für dein persönliches Glück uninteressant. Naja, es gibt da eine gewisse Einschränkung. Würdest du beispielsweise deinen Lebenssinn darin sehen, den ganzen Tag auf der Couch zu liegen, Fastfood zu essen und dabei Filme anzuschauen oder Computerspiele zu spielen, wäre das Glücksgefühl ein sehr flüchtiges und kurzzeitiges. Die Folgen eines solchen Lebensstils führen nicht zu einem erfüllten, zufriedenen Leben. Dennoch ist es für dein Glück wichtig, deinem eigenen Sinnerleben zu folgen und zwar im privaten sowie im beruflichen Bereich. Der eine sieht seine Erfüllung als Bäcker und der andere liebt es, Produkte zu verkaufen, Schreibarbeiten zu verrichten oder Häuser zu bauen. Der eine empfindet beim Spaziergang durch die Natur und der andere bei einem Stadtbummel Glücksgefühle. Der eine zeichnet gerne und der andere verbringt seine Freizeit am liebsten mit Fahrradtouren, Gartenarbeit oder anderen Beschäftigungen. Seligman ist der Ansicht, dass man sich einer Sache widmen sollte, die größer als man selbst ist. Sinnhaftigkeit entwickelt sich, wenn die Tätigkeit für dich selbst oder für andere von Bedeutung ist. So kann ein Ehrenamt sinnvoll sein oder der Beruf bringt Sinnhaftigkeit mit sich.

Der individuelle Lebenssinn gleicht einem Fundament. Es gibt uns ein sicheres Gefühl, Stabilität und einen Grund, um jeden Morgen aufzustehen. Dabei kann mehreres sinnvoll sein. Der Lebenssinn könnte eine bestimmte Lebensform sein. Auf jeden Fall ist es etwas, das deinem Leben Qualität und Fülle gibt – und das den Lebenswillen stärkt. Letzteres macht ein Beispiel deutlich. Viktor Emil Frankl war ein Psychiater und Neurologe, der als Jude das Konzentrationslager überlebte. Wie er sagte, hatte das Überstehen dieser fürchterlichen und unmenschlichen Situation damit zu tun, dass die Betroffenen an etwas Sinnvollem festhalten konnten. Es war laut Frankl weder die körperliche noch die seelische Stärke, die dazu führte, dass er und andere Häftlinge die Konzentrationslager lebend verlassen konnten (wenn sie die Chance dazu bekamen). Die rote Linie war ein sinnstiftender Wert. So hatten manche noch eine Aufgabe zu erledigen und dieses Ziel, die Arbeit noch vollenden zu müssen, gab ihnen Kraft. Andere sahen sich für geliebte Menschen verantwortlich und dieses Verantwortungsgefühl half ihnen dabei, all die Qualen und das Leid auszuhalten.

Auch Selbstbestimmung und Selbstwirksamkeit können dem Leben einen Sinn geben. Die Sinnfrage taucht häufig in der Lebensmitte auf. In der sogenannten Midlife-Crisis wird alles in Frage gestellt und viele Menschen haben das Gefühl, bisher nicht richtig und ohne Sinn gelebt zu haben. Die Frage nach dem Lebenssinn kann aber auch schon früher oder in späteren Jahren auftauchen. Sie wird meistens dann gestellt, wenn jemand unzufrieden mit sich und seinem Leben ist oder wenn eine neue Lebensphase beginnt – beispielsweise durch Trennung vom Partner oder durch den Tod eines geliebten Menschen.

Eine Aussage des Germanisten und Philologen Franz Kern lautet: »*Wir versuchen, den Sinn des Lebens zu ergründen und vergessen oft dabei, dem Leben einen Sinn zu geben*«. Das lange Grübeln über den Lebenssinn kann zum Dauerzustand werden. Das bringt dich jedoch nicht weiter. Deshalb ist es wichtiger herauszufinden, wie du deinem Leben einen Sinn geben kannst – oder vielleicht hat dein Leben bereits einen Sinn, den du (noch) nicht wahrnimmst.

Manche Menschen glauben, der Lebenssinn müsste in etwas besonders Großem stecken. Mutter Theresa zum Beispiel, die vielen Menschen half und ein großes Vorbild war. Andere Idole bezüglich des Lebenssinnes könnten Nelson Mandela oder Mahatma Ghandi sein. Wenn du solchen Menschen versucht nachzueifern und das Gefühl hast, dass nur dann dein Leben einen Sinn bekommt, wenn du etwas Großes schaffst und du zum Vorbild wirst – dann kannst du in eine echte Sinnkrise geraten.

Schauen wir uns doch einfach mal das Wort »Sinn« detaillierter an. Es könnte eine Eigenschaft beschreiben, zum Beispiel den Geschmackssinn, den Geruchssinn, aber auch den Sinn für Schönes, für Kunst, für Musik, für Humor und so weiter. Sinnvoll könnte zweckmäßig bedeutet. Dinge, Menschen, Tiere, Pflanzen und vieles mehr dienen einem Zweck. Dein persönlicher Lebenssinn könnte somit aus mehreren Quellen bestehen und nicht nur aus einer. Durch diese Sicht gerätst du besser ins Gleichgewicht und bleibst einfacher in Balance. Du kannst mehrere sinnstiftende Aktivitäten finden, wie zum Beispiel Spiritualität, einen religiösen Glauben, die Verbundenheit zur Natur, einen erfüllenden Beruf oder eine ehrenamtliche Tätigkeit. Du kannst dich politisch engagieren oder mittels Kunst oder Musik etwas zum Ausdruck bringen. Vielleicht setzt du dich gerne für Tiere ein oder du möchtest aus Umweltschutzgründen deinen Garten in eine ökologische Oase umwandeln. Frage dich: Wie möchtest du deine Lebenszeit sinnvoll gestalten? Damit kommst du deinem Lebenssinn schneller auf die Spur.

Praxisteil mit Übungen zum Thema Lebenssinn

Mit dem Ikigai-Modell den Lebenssinn finden

Ikigai ist das japanische Wort für lebenswert. Ikigai beschreibt den Idealzustand, der Zufriedenheit und Glück mit sich bringt. Die Idee des Modells stammt von Okinawa. Das ist eine Insel in Japan, deren Bewohner besonders alt werden, gesund und glücklich sind. Diese Menschen bleiben bis ins hohe Alter aktiv und empfinden dabei keinen Stress.

Bei diesem Modell dreht es sich um vier Fragen. Diese Fragen dienen der Selbstreflexion, um zu seinem persönlichen Glück zu finden.

1. Was begeistert mich?

Bei welchen Beschäftigungen bleibst du wach und fit und vergisst die Zeit? Über welche Themen redest du besonders gern? Womit füllst du am liebsten deine freie Zeit? Welches Hobby oder welches Interesse hast du bereits seit vielen Jahren?

2. Welche Talente besitze ich?

Was kannst du besonders gut? Wenn du dir selbst deiner Stärken noch nicht bewusst bist: Frage deine Freunde, Familienmitglieder und andere Menschen, die dich gut kennen. Überlege, was dir sehr leicht von der Hand geht und welches Wissen du dir schnell aneignen konntest.

3. Worin liegt mein persönlicher Wert?

Bei dieser Frage geht es um den Beruf und die Berufung. Womit verdienst du derzeit dein Geld? Für was bekommst du deinen Lohn? Oder gibt es ein Hobby, das du gerne zum Beruf machen möchtest?

4. Welchen Bedarf hat die Welt?

Was könnte deine Mission sein? Wovon bist du mehr als überzeugt? Welche Ideale und Werte prägen dich? In welchen Bereichen möchtest du zur Problemlösung beitragen?

Nachdem du dir Zeit für die Beantwortung der Fragen genommen hast, kannst du dir einen Zielplan erstellen. Notiere dabei auch, welche Tools du noch benötigst, um dein Ziel zu erreichen. Vielleicht gibt es Menschen in deinem Umfeld, die dir dabei behilflich sein können.

Weitere Fragen für die Suche nach dem Sinn

Auch die folgenden Fragen helfen dir dabei, den Weg aus der Sinnkrise zu finden. Lasse die Fragen auf dich wirken. Nehme dir Zeit für die Beantwortung. Manchmal ist es gar nicht so einfach, eine Frage zu beantworten. Dennoch lohnt es sich, denn du kommst deinem persönlichen Lebenssinn immer näher.

Was würdest du tun, wenn du genügend Geld hättest?

Stelle dir einmal vor, in deinem Leben spiele Geld keine Rolle – vielleicht durch einen Lottogewinn, durch eine Erbschaft oder anderes. Du musst dir also keine Gedanken mehr darum machen, genügend Geld zu verdienen oder zu sparen. Was würdest du tun? Womit würdest du deine Zeit verbringen? Und was würdest du nicht mehr tun? Inwieweit würde sich dein Alltag verändern? Und: Könntest du diese Veränderungen auch jetzt schon angehen? Hält dich tatsächlich das Geld davon ab oder sind die Finanzen eher eine Ausrede, um die notwendigen Schritte nicht gehen zu müssen? Sei ehrlich zu dir selbst, denn schließlich geht es um dein Lebensglück.

Wie würdest du deine Zeit verbringen, wenn du wüsstest, du hättest nur noch wenige Monate zu leben?

Diese Frage löst meistens erstmal einen kleinen Schrecken aus, denn niemand beschäftigt sich gerne mit dem Lebensende. In jungen Jahren scheint der eigene Tod noch in weiter Ferne zu liegen. Ab der Lebensmitte wird einem bewusst, dass die Lebenszeit begrenzt ist. Deshalb geraten viele Menschen in die Midlife-Crisis. Sie haben das Gefühl, jetzt etwas ändern zu müssen, um die restliche Zeit mit Leben und einem Sinn zu füllen. Egal wie alt du bist: Die Beantwortung dieser Frage macht dir deutlich, womit du viel Zeit verschwendest und wie kostbar deine Lebenszeit ist.

Was möchtest du eines Tages rückblickend über dein Leben sagen können?

Sehr viele alte Menschen sagen im Rückblick: »Hätte ich mal…«. Sie bereuen häufig das, was sie nicht getan haben. Das heißt: Sie haben Träume gehabt und diese nicht gelebt. Die Ziele und Wünsche wurden verschoben: »Wenn ich mal in Rente bin, dann…«. Und dann sind sie im Rentenalter und können entweder manche Träume aus gesundheitlichen Gründen nicht mehr umsetzen oder sie haben neue Ausreden (die Enkel brauchen uns jetzt oder Ähnliches). Und irgendwann ist es zu spät. Es müssen gar nicht alle Träume realisiert werden. Wenn du jedoch deine Wünsche und Ziele immer wieder an die Seite stellst, verlierst du dich selbst und deinen Lebenssinn. Außerdem kannst du für deine Kinder, Enkel und andere Menschen nicht mehr richtig da sein, wenn du selbst unzufrieden und unglücklich bist.

Welche Eigenschaften anderer Menschen bewunderst du und weshalb?

Oft verbergen sich hinter der Bewunderung deine eigenen Stärken, Bedürfnisse und Werte, die bisher unbeachtet blieben. Ein Beispiel: »Ich bewundere Menschen, die sich eine Selbstständigkeit aufgebaut haben!« – Frage dich, ob du selbst gerne selbstständig tätig sein möchtest. Stelle dir vor, du verwirklichst dir diesen Wunsch. Wie fühlt sich das an? Kommt eine gewisse Vorfreude auf? In welchem Bereich würdest du dir ein eigenes Standbein aufbauen? Welche Ziele verfolgst du damit? Welche Werte kommen dabei zum Vorschein?

Eine Glücksfee kommt zu dir und möchte dir drei Wünsche erfüllen – welche drei Wünsche wären das?

Ein schöner Gedanke, oder? Eine Fee, die dir auf der Stelle Wünsche erfüllt. Das ist nun eine sehr abstrakte Vorstellung und dennoch lohnt es sich, in diese Geschichte einmal gedanklich einzutauchen. Welche drei Wünsche würdest du nennen und warum? Kannst du dir diese Wünsche auch selbst erfüllen? Frage dich, wie du für dich zur Glücksfee werden könntest.

5. Entwickle dich zum **erfolgreichen** Menschen

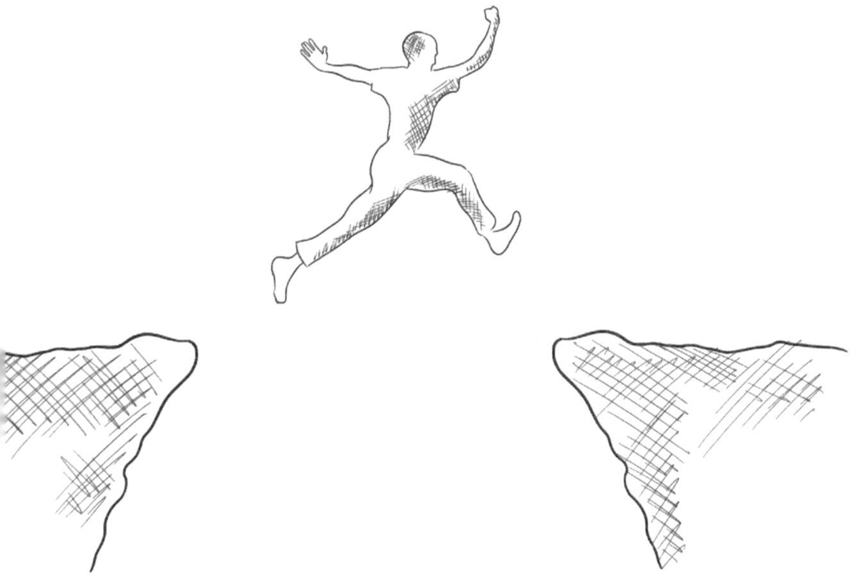

»Ob du glaubst etwas erreichen zu können oder nicht – du liegst immer richtig.«

(Henry Ford)

Was ist Erfolg? Hat Glück und Erfolg mit finanziellem oder psychologischem Wohlstand zu tun? Wie definierst du Erfolg? Gibt es Merkmale, durch die sich erfolgreiche Menschen auszeichnen? Beleuchten wir den Begriff Erfolg einmal von mehreren Seiten. Die meisten Menschen verbinden Erfolg mit beruflicher Karriere und finanziellem Reichtum. Andere sehen den Erfolg im Leben darin, den Lebensstil zu leben, der zu den eigenen Werten und Bedürfnissen passt. Oder Erfolg wird mit Ruhm verbunden, so wie bekannte Schauspieler, Sänger, Politiker oder andere berühmte Personen. Doch: Welche Stärken und Eigenschaften muss jemand mitbringen, um auf die eine oder andere Weise erfolgreich zu werden? Dieser Frage gingen Forscher der Loyola Universität von Chicago, der Universität von Illinois und der Universität von British Columbia nach. Sie untersuchen über 97.000 Kinder und Jugendliche. Die Studie dauerte 18 Jahre und es wurde unter anderem die empathische Fähigkeit in Bezug auf Mitmenschen und auf die eigene Persönlichkeit überprüft. Laut der Studienergebnisse sind die Menschen erfolgreicher, die über eine hohe emotionale Intelligenz verfügen und diese im Laufe ihrer Kindheit und Jugend trainiert hatten. [4]

Peter Salovey und John D. Mayer, Psychologen aus den USA, führten den Begriff »Emotionaler Intelligenzquotient« (EQ) im Jahre 1990 ein. Der EQ sagt aus, wie gut jemand die Gefühle der Mitmenschen und die eigenen Emotionen wahrnehmen und beeinflussen kann. Es handelt sich um Kompetenzen, die für ein erfolgreiches Berufsleben von Bedeutung sind. Der Psychologe Daniel Goleman führt für sein Konzept 5 Merkmale auf, die emotional intelligente Menschen besitzen:

4 srcd.onlinelibrary.wiley.com/doi/full/10.1111/cdev.12864

1. Selbstwahrnehmung

2. Motivation

3. Selbstregulierung

4. Soziale Fähigkeiten

5. Empathie

Mit einem hohen EQ steigt die Resilienz, sodass du mit Stress besser umgehen und lösungsorientiert denken kannst. Außerdem ist das Einfühlungsvermögen für den beruflichen Erfolg ausschlaggebend, wie eine Studie ergab. [5] Auch eine aktuelle Studie der amerikanischen Organisation namens Catalyst kam zu dem Entschluss, dass Empathie das Hauptmerkmal erfolgreicher Menschen ist. [6]

Aber: Hat Erfolg immer mit dem Beruf zu tun? Erfolg ist das, was auf Handlungen erfolgt. Es ist somit eine Reaktion auf dein Verhalten, dein Engagement und deine Denkweise. Grundsätzlich fühlen sich Menschen besser, wenn sie Pläne umgesetzt haben. Dann erleben sie Selbstwirksamkeit und ein gutes Gefühl, denn sie haben etwas erreicht und geschafft. Das gilt nicht ausschließlich für den Beruf. Allerdings gibt es fast unzählige Definitionen für den Begriff »Erfolg«. Zum Beispiel könnte Erfolg mit Glück und Gesundheit verbunden sein. Manche Menschen sehen sich als erfolgreich an, weil sie ein intaktes Umfeld haben. Für andere fängt der Erfolg erst mit

5 www.psychologie-aktuell.com/news/aktuelle-news-psychologie/news-lesen/studie-belegt-emotionale-intelligenz-hilft-bei-der-karriere.html

6 www.catalyst.org/reports/empathy-work-strategy-crisis

einem hohen Gehalt an. Egal, wie du Erfolg für dein Leben definierst: Es kommt auf bestimmte Denkweisen und die innere Einstellungen an, ob du erfolgreich wirst.

Generell hat Erfolg mit dem Erreichen eines Zieles zu tun, das du dir selbst gesteckt hast. Somit kann eine finanziell reiche Person, ein berühmter Mensch oder ein Top-Manager zwar erfolgreich sein, aber er muss deshalb nicht unbedingt glücklich sein. Einigen wir uns in diesem Buch darauf, dass derjenige erfolgreich ist, der nach etwas strebt, was ihn glücklich macht. Vielleicht siehst du Erfolg darin, deinen Besitz herunterzuschrauben und mit wenig Materiellem glücklich zu sein. Oder du möchtest deine eigene Firma oder deine eigene Familie gründen und strebst dieses Ziel an. Für den Erfolg oder Misserfolg deines Vorhabens ist deine innere Einstellung wichtig. Wie denkst du über dein Ziel? Wovon bist du erzeugt? Welchen Gedanken denkst du immer wieder, wenn du an deinen persönlichen Erfolg denkst?

Deine Glaubenssätze haben einen großen Einfluss darauf, ob du Erfolg oder Misserfolg in dein Leben ziehst. Und an dieser Stelle greife ich noch einmal den Begriff »Psychologischer Wohlstand« auf. Diese Art des Wohlstands entsteht, wenn du alles hast, was du innerlich benötigst, um ein zufriedenes, erfülltes Leben zu führen. Demnach hängt der Erfolg nicht mit äußeren Faktoren, sondern mit deinem Inneren zusammen und zwar mit deiner inneren Einstellung. Der Ansicht ist auch Ed Diener, ein Glücksforscher und Psychologe. Er hat gemeinsam mit seinem Sohn ein Buch mit dem Titel »Happiness: Unlocking the Mysteries of Psychological Wealth« geschrieben. In dem Buch geht es um die Geheimnisse des psychologischen Wohlstands. Und das Geheimnis lautet: Erfolgreich ist derjenige, der sein Leben auf eine für ihn angenehme, sinnstiftende und lohnenswerte Weise führt und mit sich und seinem Leben zufrieden ist. Dann ist von psychologischem Wohlstand die Rede, der sich laut Ed Diener durch fünf Merkmale kennzeichnet:

1. Eine wohlwollende, optimistische Lebensgrundeinstellung

2. Lebenssinn und Spiritualität

3. Stabile Sozialkontakte

4. Ein Leben nach den eigenen Werten führen

5. Sinnstiftende Aktivitäten

Für deinen persönlichen Erfolg ist somit ein Ziel relevant, das dir am Herzen liegt. Außerdem solltest du daran glauben, dieses Ziel erreichen zu können und dabei helfen dir die genannten Merkmale, die zum psychologischen Wohlstand führen und vor allem deine Glaubenssätze. Der Begriff »Glaubenssatz« beschreibt deine tiefen, inneren Überzeugungen, deine Denkweise und deine innere Einstellung. Deine Gedanken beeinflussen deine Gefühle und dein Verhalten. Wenn du davon überzeugt bist, dein gewünschtes Ziel nicht erreichen zu können, erzeugst du damit negative Emotionen wie Frust und Demotivation. Das geschieht nicht immer bewusst. Manchmal sind die Glaubenssätze im Unterbewusstsein verborgen und zeigen sich durch unangenehme Gefühle und/ oder körperliche Beschwerden. Deine Überzeugungen wirken sich auf dein Verhalten aus. Mit negativen Glaubenssätzen wirst du dich erst gar nicht auf den Weg zum Ziel machen, weil du an deinen

Misserfolg glaubst. Damit etwas erfolgen kann, musst du jedoch in Aktion kommen. Ohne deinen Einsatz und deine Aktivität wird sich kein Erfolg einstellen. Wir alle kennen das von den Vorsätzen fürs neue Jahr: Ab dem 01. Januar höre ich auf zu rauchen, trinke ich keinen Alkohol mehr, stelle ich meine Ernährung um, treibe ich mehr Sport… . Und dann hat das neue Jahr begonnen und wir machen weiter wie bisher. Warum? Weil wir nicht in Bewegung gekommen sind und weil wir nicht intrinsisch motiviert waren.

Du musst zunächst wissen, was du möchtest und wohin dein Weg führen soll. Dann wird der Weg das Ziel sein – so abgedroschen dieser Satz auch klingen mag. Erfolg muss sich nicht beim ersten Anlauf einstellen. Du machst Fehler, biegst manchmal falsch ab, doch du lernst aus diesen Situationen. Außerdem besteht ein Ziel immer aus Etappenzielen und an diesen Punkten feierst du kleine Erfolge. Diese machen dich stärker, denn du nimmst wahr, dass deine Handlungen etwas bewegen. Ob du aktiv wirst, hängt von deinen inneren Überzeugungen ab. Die folgenden Übungen und Aufgaben unterstützen dich dabei, deine Glaubenssätze aufzudecken und aktiv zu werden.

Glaubst du, dass du Erfolg verdient hast?

Im Unterbewusstsein mancher Menschen steckt die tiefe Überzeugung, Gutes nicht verdient zu haben. Dieser Glaubenssatz macht jeden Erfolg zunichte. Vielleicht machst du dich auf den Weg und packst ein Ziel an, aber bei der kleinsten Hürde fühlst du dich bestätigt: »War ja klar, denn ich habe Erfolg einfach nicht verdient«. Womöglich denkst du diesen Satz nicht so klar und deutlich. Eventuell tauchen resignierende Gedanken auf oder es ist bereits normal für dich, dass Dinge nicht klappen. Lasse dir gesagt sein, dass erfolgreiche Menschen in der Regel nicht von heute auf morgen Erfolg hatten. Die meisten mussten erst einmal viele Niederlagen überwinden und sich neues Wissen aneignen. Da sie davon überzeugt waren, Erfolg und Gutes verdient zu haben, konnten sie nach jedem Hinfallen wieder aufstehen.

Das Gefühl, nichts Gutes verdient zu haben, stammt häufig aus der Kindheit. Meistens war die Liebe an Leistungen geknüpft: Wenn du in Mathe eine gute Note nach Hause bringst, dann bekommst du eine Belohnung – in welcher Form auch immer. Oder du wurdest mit Ignoranz bestraft, wenn du etwas nicht gut genug oder Fehler gemacht hast. Es ist nie zu spät, die eigenen Überzeugungen zu ändern. Wir benötigen zwar alle Anerkennung, aber in erster Linie musst du lernen, dich selbst wertzuschätzen und zu lieben. Die 7 Schritte in diesem Buch bringen dir die Selbstliebe zurück, sodass du eines Tages davon überzeugt bist, Gutes verdient zu haben. Sei geduldig mit dir, gehe liebevoll mit dir um und sage dir ruhig mehrmals täglich, dass du Erfolg verdient hat. Wie du weiter oben gelernt hast, fütterst du dein Unterbewusstsein mit deinen Gedanken. Entscheide dich jetzt dafür, es mit gesunder, positiver Kost zu nähren.

Formuliere deine Definition von Erfolg

Was bedeutet für dich Erfolg? Wie sieht in deiner Vorstellung ein erfolgreiches Leben aus, das dich erfüllt und glücklich macht? Schreibe auf, welchen Erfolgsweg du beschreiten möchtest und wie dein Ziel aussieht. Das ist keine Aufgabe für eine Stunde oder einen Tag, vor allem dann nicht, wenn du momentan noch nicht weißt, in welchem Bereich du erfolgreich sein willst. Nehme dir das Blatt oder Heft immer wieder vor. Habe den Mut zum Tagträumen und lasse vor deinem inneren Auge einen Film ablaufen, bei dem du der Regisseur und gleichzeitig der Hauptdarsteller bist. Stelle dir das vor, von dem du immer schon oder in jungen Jahren geträumt hast. Auf diese Weise kommst du deiner Definition von Erfolg Schritt für Schritt näher.

Komme ins Handeln

Jetzt hast du deinen persönlichen Erfolg und somit dein Ziel definiert. Damit nicht das Gleiche wie bei Neujahrsvorsätzen passiert, musst du ins Handeln kommen. Unterteile dein großes Ziel in kleine Zwischenziele ein und gehe das erste Etappenziel an. Überlege, welches Rüstzeug du für dein Ziel benötigst. Dadurch fallen die Zielplanung und das Umsetzen leichter. Ist ein Kurs oder eine Weiterbildung notwendig? Dann erkundige dich, wo die Maßnahme stattfindet und melde dich an. Brauchst du Tipps und Ratschläge? Dann frage denjenigen, der dort ist, wo du hinkommen möchtest. Ist ein gewisses Kapital nötig? Überlege, wie du dieses Kapital bekommst. Zerlege dein Ziel in kleine Happen und setze dich in Bewegung.

Bleibe am Ball!

Erfolgreiche Menschen sind beharrlich. Es funktioniert etwas nicht wie gedacht? Dann überlege dir einen anderen Weg. Bleibe dran und stärke dein Durchhaltevermögen. Das ist bei Tätigkeiten einfach, die einem leicht von der Hand gehen und Spaß machen. Zu dem Weg gehören auch unangenehme Aufgaben und daran scheitern viele Menschen: Wenn etwas schwierig wird, werfen sie schnell das Handtuch. Halte durch und sehe die Schwierigkeiten und ungeliebten Tätigkeiten als Herausforderungen an. Wenn du diese gemeistert hast, fühlst du dich wieder ein Stück erfolgreicher.

Sei lernbereit und offen

»Wer immer tut, was er schon kann, bleibt immer das, was er schon ist« – sagte Henry Ford. Erfolg ist mit der Aneignung neuen Wissens verbunden. Falls du merkst, dass etwas nicht funktioniert, dann probiere Neues aus.

6. Versorge dich mit gesunden **Lebensmitteln**

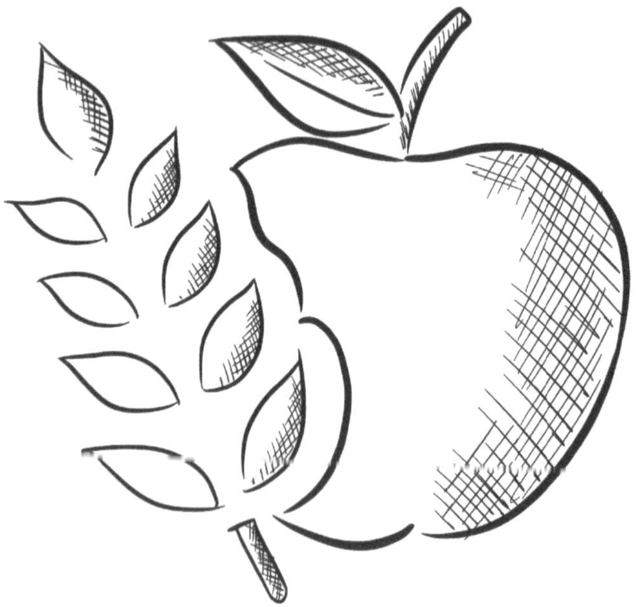

»Deine Nahrungsmittel seien deine Heilmittel«.

(Hippokrates)

Das Zitat des griechischen Arztes weist auf die Bedeutung des Wortes »Lebensmittel« hin: Es sind Nahrungsmittel, die dein Leben erhalten (sollten). Das Wörtchen »sollten« steht in Klammern, weil sich viele Menschen nicht so ernähren, dass von Gesunderhaltung die Rede sein kann. Essen hat selbstverständlich auch mit Genuss zu tun. Obwohl Geschmäcker verschieden sind, lässt sich gesunde Nahrung durchaus genießen. Es kommt immer auf die Zubereitung an – und auf die Essgewohnheiten. Die Ernährung beeinflusst nicht nur die körperliche, sondern ebenso die psychische Gesundheit. Darauf weisen immer mehr wissenschaftliche Untersuchungen hin.[7] Derzeit ist noch nicht eindeutig belegt, welche Nahrungsmittel psychische Störungen bewirken. Bekannt ist hingegen, dass sich ein zu hoher Zuckerkonsum negativ auf die Gesundheit auswirkt. Die Empfehlung der WHO lautet: Pro Tag sollte die Zuckeraufnahme 25 bis 50 Gramm nicht übersteigen. Die meisten Menschen nehmen täglich mindestens das Doppelte an Zucker zu sich. Das macht sich auf Dauer an Beschwerden wie Karies, Energielosigkeit, Müdigkeit, Konzentrationsproblemen, Schlafstörungen, Nervosität und Hauterkrankungen bemerkbar. Auch Angstzustände und Depressionen können eine Folge von zu viel Zucker sein. [8] Unser Körper benötigt Zucker als Energiequelle. Er ist jedoch in der Lage, Zucker aus Kohlehydraten, Proteinen und Fetten selbst herzustellen. Im Grunde müsstest du keinen Zucker aufnehmen. Aber ja, ich weiß, es schmeckt einfach zu gut, um komplett darauf zu verzichten. Bei einem maßvollen Umgang ist der Verzicht auch nicht notwendig. Wenn du zu oft zu viel Zucker isst, kann sich eine Art von Sucht entwickeln. Wie Dr. Martin Grosshans auf

7 www.bzfe.de/service/news/aktuelle-meldungen/news-archiv/meldungen-2020/januar/psychische-gesundheit/

8 www.deine-gesundheitswelt.de/balance-ernaehrung/zucker

der Seite der UGB (Vereine für Unabhängige Gesundheitsberatung) erklärt[9], empfinden wir den süßen Geschmack als positiv, weshalb das Belohnungssystem im Gehirn aktiviert wird. In der Folge wird Dopamin ausgeschüttet, das sogenannte Glückshormon. Weil wir uns so gut fühlen, wenn wir zuckerhaltige Nahrungsmittel essen, möchten wir dieses gute Gefühl immer wieder erleben – und so entwickelt sich ein Verlangen nach Zucker. Vor allem in stressigen Situationen greifen wir schnell nach etwas Süßem. Wenn du einmal darauf achtest, bleibt das angenehme Gefühl nach Zuckerkonsum nur kurzfristig erhalten. Wenig später fühlst du dich müde, energielos oder unruhig.

Abgesehen von den wissenschaftlichen Erkenntnissen, ist Ernährung eine individuelle Angelegenheit. Somit gibt es auch nicht die eine Diät, die für alle Menschen passend ist. Generell kann jedoch gesagt werden, dass eine ausgewogene Ernährung mit frischen Zutaten jeder Person gut tut. Du merkst, ob deine derzeitige Ernährungsweise für dich gesund ist. Wie fühlst du dich nach einer Mahlzeit? Falls du anschließend müde bist, isst du das für dich Falsche. Probiere es doch einfach mal aus und ernähre dich ganz bewusst mehrere Wochen gesund. Schreibe ein Ernährungstagebuch und notiere, was du gegessen hast und wie du dich fühlst. Der Einfluss der Ernährung auf das Wohlbefinden ist beachtlich. Die Ergebnisse einer Metastudie[10] zeigten beispielsweise den Zusammenhang der Ernährung und eines Depressionsrisikos. Die Forscher kamen zu dem Entschluss, dass sich das Risiko mit einer gesunden Ernährung bestehend aus frischem Obst und Gemüse sowie Hül-

9 www.ugb.de/ernaehrungsberatung/zuckersucht/?zucker-sucht

10 pubmed.ncbi.nlm.nih.gov/23078460/

senfrüchten und Nüssen senken lässt. Wie eine andere Studie[11] bewies, ist das Depressionsrisiko höher, wenn die Ernährung überwiegend aus industriell verarbeiteten Nahrungsmitteln besteht. Fertige Pizza, Burger und ähnliche Fertiggerichte enthalten wenige Nährstoffe. Vor allem fehlt es meistens an Vitamin B6, Vitamin B9, Vitamin B12, Magnesium und essentiellen Fettsäuren. Somit entwickelt sich ein Nährstoffmangel, der die Entwicklung einer Depression begünstigt.

Auch Zusatzstoffe können zu gesundheitlichen Beschwerden führen. In den sogenannten Ultraproceeded Foods (UPS) befinden sich oftmals Zusatzstoffe, die entzündungsfördernd sein können oder die Darmflora ins Ungleichgewicht bringen. Zu diesen hochverarbeiteten Nahrungsmitteln gehören unter anderem Müsliriegel, Softdrinks, Wurstwaren, Fertiggerichte und industriell hergestellte Backwaren. Je mehr Zusatzstoffe in einem Produkt enthalten sind, umso höher ist das Risiko für gesundheitliche Folgen. Studien belegten[12] eine verkürzte Lebenserwartung bei häufigem Verzehr solcher hochverarbeiteten Lebensmittel. Deshalb solltest du beim Einkaufen immer die Zutatenliste der Produkte beachten. Besteht ein Produkt aus über 15 Zutaten, solltest du es nicht kaufen. Ideal ist die Ernährungsweise namens Clean Eating. Dabei werden ausschließlich Lebensmittel verwendet, die frei von Zusatzstoffen sind.

Wie du siehst, hängt das Glück auch von der Ernährung ab. Die Veränderung beginnt immer bei dir. Es ist durchaus ratsam, die Ernährung umzustellen, falls du bisher vorzugsweise zu industriell hergestellten Nahrungsmitteln gegriffen hast.

11 pubmed.ncbi.nlm.nih.gov/20048020/

12 www.bmj.com/content/365/bmj.l1949

Die Beschäftigung mit einer gesunden Ernährung kann Spaß machen, zumal du dir dann mehr Zeit für die Zubereitung deiner Mahlzeiten nimmst. Jetzt höre ich dich meckern und schimpfen. Keine Zeit zum Kochen? Du bist beruflich stark eingebunden und abends zu müde, um dir aus frischen Zutaten eine Mahlzeit zuzubereiten? Das lässt sich mit dem sogenannten Meal Prep lösen, worüber du im Praxisteil dieses Kapitels mehr erfährst. Das Schnibbeln und Zubereiten von Speisen kann tatsächlich Spaß machen und zwar viel mehr, als lediglich eine Dose oder Tüte zu öffnen und den Inhalt zu erwärmen. Die Zubereitung von Mahlzeiten kann eine sinnvolle Beschäftigung sein: Du nimmst die Lebensmittel mit allen Sinnen wahr. Außerdem entsteht durch dein Tun ein leckeres Gericht. Die Selbstwirksamkeit kommt auch beim Kochen zur Geltung. Wenn du einmal damit angefangen hast, dein Essen aus frischen Zutaten zuzubereiten, macht auch das Einkaufen mehr Freude. Du nimmst die Vielfalt der saisonalen Gemüse- und Obstsorten wahr und legst mehr Wert auf Qualität. Vielleicht kaufst du nun mehr Zutaten in Hofläden oder ähnlichen Geschäften oder auf dem Wochenmarkt ein und schon ändert sich das Einkaufserlebnis – weg von Menschenschlangen an der Kasse, künstlichem Licht und gestressten Menschen, die nur mal eben Fertiggerichte einkaufen möchten.

Ein weiterer wichtiger Punkt beim Thema Ernährung ist die Essgewohnheit. Nimmst du dir genügend Zeit für deine Mahlzeiten? Oder isst du überwiegend nebenher? Unter Stress essen wir meistens schneller. Wir kauen nicht richtig, sodass der Körper mehr Verdauungsarbeit leisten muss – und dafür benötigt er mehr Energie. Außerdem haben gestresste Menschen ein höheres Verlangen nach hochkalorischen Lebensmitteln. Es mag sein, dass deine Mittagspause kurz ist. Dennoch hast du die Möglichkeit, dir diese Zeit für eine bewusste Mahlzeit zu nehmen. Die Pause ist dafür da, um neue Energie zu tanken. Das funktioniert nicht, wenn du in einer vollen Kantine isst oder in der Pause Dinge erledigst und nebenbei schnell irgendwas Essbares vertilgst. Denke immer daran, dass du gerne dein Leben ändern möchtest. Nimm diesen Wunsch ernst und gehe die dazu notwendigen Schritte.

Wenn du dir vorstellst, dass du mit dem Essen deinen Körper mit Nährstoffen versorgen solltest, kann sich deine Einstellung zum Kochen und zur Ernährung bereits ändern. Womit fütterst du deinen Körper? Bekommt die Darmflora alle wichtigen Nährstoffe, damit sie sich positiv auf die körperliche und psychische Gesundheit auswirken kann? Die Darmflora besteht aus Milliarden von Bakterien. In einer intakten Darmflora sorgt der Großteil der Bakterien unter anderem für ein starkes Immunsystem und für eine optimistische Stimmungslage. Ist die Darmflora gestört, kann sie Ängste, Depressionen und andere psychische Störungen auslösen. Das beweist beispielsweise eine Studie aus dem Jahre 2019[13]. Du bist in der Lage, die Zusammensetzung des Mikrobioms zu beeinflussen und zwar durch die Ernährung und durch Stressreduzierung.

Praxisteil mit Übungen zum Thema Ernährung

Falls du jetzt an dieser Stelle das Buch zuklappen möchtest, weil du das Gefühl hast, dass eine Ernährungsumstellung einfach zu viel für dich ist: Lasse dir gesagt sein, dass alles Neue zunächst wie eine Großaktion aussehen kann. Wir Menschen

13 www.nature.com/articles/s41586-019-1644-y

sind Gewohnheitstiere und eine Änderung der Gewohnheiten erscheint erst einmal schwierig und unbequem. Aber, was ist unangenehmer und was ist stärker? Ist der Wunsch nach einem erfüllten, glücklichen Leben groß genug, wirst du auch diesen Punkt angehen und deine Essgewohnheiten ändern können. Ist jedoch der Wunsch nach der Komfortzone größer, wirst du jetzt wahrscheinlich aufhören zu lesen und das Buch ins Regal stellen. Vielleicht meldet sich das Bedürfnis nach Glück und Erfüllung zu einem späteren Zeitpunkt erneut. Es ist deine Entscheidung. Falls du heute oder später dein Leben in die eigene Hand nehmen möchtest, bekommst du an dieser Stelle ein paar Tipps für die Umstellung deiner Ernährung und Essgewohnheiten.

Analysiere dein momentanes Essverhalten

Gewohnheiten sind uns oftmals gar nicht bewusst. Deshalb ist es ratsam, zunächst deinen eigenen Essgewohnheiten auf die Schliche zu kommen. Das funktioniert am besten, wenn du dir ein paar Dinge notierst und das täglich mindestens eine Woche lang:

- Schreibe nach jeder Mahlzeit auf, was du gegessen hast und wie du dich anschließend fühlst.

- Notiere ebenfalls, was du wann genascht hast. Dadurch wird dir klarer, in welchen Situationen du nach Süßem greifst. Ist es Stress, Ärger, Langeweile oder ähnliches, das dich zum Naschen verführt?

- Wenn du dir wieder ein Fertiggericht in den Ofen schieben möchtest, frage dich nach dem Warum? Ist es die Bequemlichkeit? Oder fehlt dir die Planung für geregelte, gesunde Mahlzeiten?

- Beobachte außerdem, wie viel Zeit du dir für die Mahlzeiten nimmst.

Alles auf Neustart: Weg mit ungesunden Nahrungsmitteln

Nun hast du Problemquellen analysiert und jetzt geht es los. Damit der Neustart gelingt, solltest du deine Vorratsschränke und den Kühlschrank ausräumen. Du musst die Nahrungsmittel nicht wegwerfen, die nicht mehr zu deiner neuen Ernährungsart passen. Verschenke sie oder bringe sie zu einer Tafel. Wichtig ist, dass du nicht in Versuchung kommst zu denken: Ich muss erst einmal alle Nahrungsmittel aufessen, die ich noch Zuhause habe. Damit wäre dein Plan zum Scheitern verurteilt. Also: Keine weiteren Ausreden gelten lassen und Platz für gesunde Lebensmittel schaffen.

Erstelle einen Wochenplan

Nun hast du leere Vorratsschränke, die wieder aufgefüllt werden müssen. Das geht leichter und kostet zudem weniger Zeit, wenn du dir einen Wochenplan erstellst. Für den Anfang kannst du auf Webseiten oder in Kochbücher nach Rezepten schauen. Gebe dazu bei Google oder einer anderen Suchmaschine die Begriffe «Rezepte gesunde Ernährung« ein und dir werden einige Seiten aufgezeigt. Schreibe dir eine den Rezepten entsprechende Einkaufsliste. Denke dabei auch an etwas zum Naschen. Würdest du dir nun alles verbieten, wäre die nächste Heißhungerattacke schnell da. Plane ruhig wenige Süßigkeiten an – maßvolles Naschen ist durchaus erlaubt. Der

Wochenplan hilft dir bei der Umsetzung. Darüber hinaus verhinderst du, mehrmals wöchentlich einkaufen zu gehen und dabei in Versuchung zu kommen, den alten Gewohnheiten zu verfallen.

Meal Prep – Koche deine Mahlzeiten vor

Ein neuer Trend ist Meal Prepping, das nichts anderes als Essensvorbereitung bedeutet. Das Vorkochen von Gerichten erleichtert besonders Anfängern die Ernährungsumstellung. Zudem sorgst du dafür, dass du während der Woche mittags eine gesunde Mahlzeit bereit hast. Du musst dir lediglich an einem Wochentag, beispielsweise am Wochenende, Zeit zum Kochen nehmen. Du bereitest dir selbst Food to go zu. Manche Gerichte kannst du einfrieren und andere einkochen. Dein Frühstück kannst du abends in eine Lunchbox füllen. Empfehlenswert ist es, den Vorkoch-Tag mit dem Einkauf für den Wochenplan zu verbinden. Somit hast du an einem Tag alles erledigt und musst an den restlichen 6 Tagen keine Zeit mehr in der Küche und in Lebensmittelgeschäften verbringen.

Hole dir Unterstützer ins Boot

Gemeinsam ist man immer stärker. Vielleicht hast du einen Freund oder Kollegen, der schon öfter davon geredet hat, seine Ernährung umstellen zu wollen. Oder du kannst deine Mitbewohner oder deine Familie dazu motivieren, an einem Strang zu ziehen. Diese Strategie hat einen weiteren Nebeneffekt: Du informierst andere Menschen von deinem Vorhaben und das wirkt sich positiv auf deine Selbstkontrolle aus.

Lerne das bewusste Essen

Nehme dir Zeit für deine Mahlzeiten und esse ganz bewusst. Man könnte sagen: Esse im Jetzt. Nehme den Geruch des Gerichtes wahr. Achte auf den Geschmack und wie er sich beim Kauen verändert. Übrigens solltest du jeden Bissen gut durchkauen. Beim schnellen Essen isst du mehr als nötig. Beim langsamen Essen stellt sich das Sättigungsgefühl eher ein – und du nimmst das Sättigungsgefühl wahr. Mit dem Kauen werden die Nahrungsmittel bereits gut zerlegt, sodass der Körper sie leichter aufnehmen und verdauen kann. Somit wirkst du Verdauungsbeschwerden entgegen. Darüber hinaus hat das Kauen einen positiven Effekt auf das Nervensystem und trägt zum Stressabbau bei.

Schreibe weiterhin ein Ernährungstagebuch

Zumindest in der ersten Zeit lohnt sich das Schreiben eines Ernährungstagebuches. Dadurch wird dir bewusst, welche Auswirkungen eine gesunde Ernährungsart auf dein Gefühlsleben hat. Falls du abnehmen möchtest, kannst du gleichzeitig einmal wöchentlich dein aktuelles Körpergewicht notieren. Das motiviert dich zum Weitermachen.

Rückschläge sind zum Lernen da

Wenn wir uns Neues antrainieren und neue Gewohnheiten einüben, sind Rückschläge vorprogrammiert. Das ist normal und menschlich. Durch das Ernährungstagebuch und deine Unterstützer wird dir ganz schnell bewusst, dass du in eine alte Gewohnheit zurückgefallen bist. Schnell ist es passiert, in einer stressigen Situation zum Schokoriegel zu greifen oder am Wochenende keine Lust aufs Vorkochen zu haben. Wenn du aber einmal gemerkt hast, wie gut dir gesundes Essen tut, wirst du schnell wieder die Kehrtwende einleiten.

Was tun, wenn die Familie nicht mitziehen möchte?

»Ich würde ja gerne meine Ernährung umstellen, aber meine Familie hindert mich daran« – so oder so ähnlich könnte eine Ausrede lauten. Ja, du hast richtig gelesen: Ausrede. Geht es hier um dein Leben, um dein Lebensglück oder nicht? Wer ist dafür verantwortlich? Antwort: Du! Vermutlich wird dich deine Familie nicht dazu zwingen, Fast Food, Fertiggerichte und Co. zu essen. Die Gabel oder den Burger führst du dir alleine zum Mund. Es mag schwieriger sein, wenn deine Mitbewohner neben dir sitzen und eine Fertigpizza vertilgen, während du dir gerade eine gesunde Ernährung angewöhnst. Machbar ist es trotzdem. Und falls du Kinder hast, bist du sowieso deren Vorbild – welches Vorbild möchtest du sein? Falls sich deine Mitbewohner oder deine Familie sträuben: Versuche nicht sie zu bekehren. Das führt nur zu noch mehr Ablehnung. Ziehe dein Ding durch und lasse dich nicht davon abhalten. Vielleicht bekommen sie Lust darauf, von deinen Gerichten zu kosten. Und vielleicht werden sie neugierig, wenn sie sehen, dass Kochen Spaß machen kann. Oder sie bemerken, dass du den Rest der Woche küchenfrei hast, während sie täglich ihre Mahlzeiten zubereiten müssen. Wie auch immer es aussehen mag: Bleibe am Ball und halte dir vor Augen, dass es dir gut tut und es um deine körperliche und psychische Gesundheit geht. Sebastian Kneipp sagte dazu passend: *»Wer nicht jeden Tag etwas für seine Gesundheit aufbringt, muss eines Tages sehr viel Zeit für die Krankheit opfern«.*

7. Bringe **Bewegung** in deinen Alltag

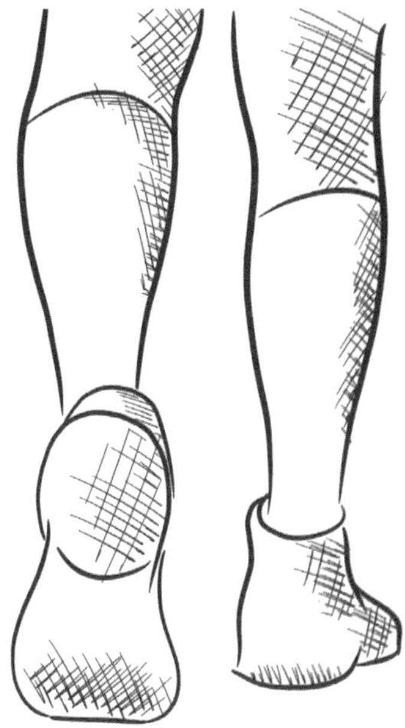

»Wandern gibt mehr Verstand als hinterm Ofen sitzen«.

(Paracelsus)

Die Aussage klingt ein bisschen boshaft, aber wie viele wissenschaftlichen Studien ergaben, hatte Paracelsus recht: Körperliche Bewegung hat einen Einfluss auf die geistige Leistungsfähigkeit. Außerdem wirkt sich Sport auf die seelische Gesundheit aus. Keine Angst. Ich möchte dich nicht dazu bewegen, zum Sportler zu werden, jeden Tag 10 Kilometer zu joggen oder ein Abo im Fitnessstudio zu buchen. Bewegung lässt sich prima in den Alltag integrieren und das ohne großen Aufwand. Wenn du dich täglich ausreichend bewegst, macht sich das an einem Allgemeinbefinden bemerkbar. Deshalb möchte ich dich dazu motivieren, mehr Bewegung in den Alltag zu bringen. Körperliche Aktivität hilft zum Beispiel beim Stressabbau und mit Bewegung ist vieles gemeint: Putzen, Radfahren, Spazierengehen, Joggen und weiteres. Die meisten Menschen in unserer zivilisierten Welt bewegen sich zu wenig, viel zu wenig. Morgens wird mit der Bahn, dem Bus oder dem Auto zum Arbeitsplatz gefahren. Bei einem Bürojob sitzt man den ganzen Tag auf dem Stuhl und bewegt sich höchstens mal auf dem Weg zur Kantine. Nach Feierabend wird eventuell noch die eine oder andere Erledigung gemacht und anschließend klingt der Tag auf dem Sofa aus. Wie die Bewegungsstudie der Techniker Krankenkasse belegt, verbringen die meisten Menschen täglich 6,5 Stunden sitzend und der Großteil möchte sich abends auf der Couch entspannen. Die Empfehlung der Weltgesundheitsorganisation lautet: Pro Woche 150 Minuten moderate Aktivität. Das bedeutet, der Puls sollte sich erhöhen und der Körper sollte sich erwärmen. Bestenfalls kommst du bei der Aktivität außer Atem. 150 Minuten wöchentlich – das klingt nicht viel. Dennoch kommen viele Menschen nicht an diese Zahl.

Forscher der Universität Basel und der Universität Tsukuba in Japan gingen den Fragen nach, welche Sportart und welche Sport-Dosis die geistige Leistungsfähigkeit besonders gut verbessern. Dazu werteten sie 80 einzelne Studien aus[14]. Demnach wird der Geist durch Krafttraining, Ausdauersport oder einer Kombination der beiden Sportarten fit gehalten. Noch besser sind laut der Studienergebnisse Sportarten mit komplexen Bewegungsabläufen sowie Interaktionen mit anderen Sportlern. Außerdem soll sich die kognitive Leistung umso mehr verbessern, desto länger eine Sporteinheit andauert.

Sport wirkt sich auf deine geistige Fitness aus:

- Du kannst dich besser konzentrieren.
- Du profitierst von einer schnellen Auffassungsgabe.
- Du hast ein gutes Gedächtnis.
- Deine Lebenseinstellung ist von Selbstbewusstsein und Humor gekennzeichnet.
- Du gestaltest dein Leben aktiv und kreativ.
- Du bist an neuen Erfahrungen interessiert.
- Du bist kritikfähig und verfügst über ein gutes Selbstwertgefühl.
- Du zeigst dich verantwortungsvoll und bist gerne mit anderen Menschen zusammen.

Diese Merkmale umfassen den Begriff der geistigen Fitness. Aber, warum erhöht sich die geistige Leistungsfähigkeit durch körperliche Bewegung? Durch körperliche Aktivität werden kognitive Gehirnfunktionen beeinflusst – zum Beispiel das Denken, die Erinnerung, die Wahrnehmung und das Lernen. Zudem verläuft die Sauerstoffversorgung des Gehirns besser

14 www.nature.com/articles/s41562-020-0851-8

und dadurch werden die Zellen gut mit Glukose und Sauerstoff versorgt. Dies wirkt sich auf das Nervensystem aus und zwar durch eine höhere Leistungsfähigkeit. Mit einem Spaziergang kannst du bereits die Gehirndurchblutung um rund 20 Prozent steigern[15].

Darüber hinaus wirkt sich regelmäßige Bewegung auf vielfache Weise positiv auf die Seele aus:

Körperliche Bewegung baut Stress ab und hebt die Stimmung

Bei einer körperlichen Aktivität werden Endorphine freigesetzt. Dieser Botenstoff ist als Glückshormon bekannt. Er sorgt für gute Laune und Tatendrang. Wenn der Körper Endorphine ausschüttet, werden deine trüben Gedanken vertrieben. Du spürst sofort, wie sich deine Stimmung verbessert. Darüber hinaus haben diese Botenstoffe eine beruhigende Wirkung. Weiterhin werden durch sportliche Betätigung die Glückshormone Serotonin und Dopamin freigesetzt. Serotonin macht dich zufrieden und gelassen. Wenn der Körper über zu wenig Serotonin verfügt, können Depressionen und Angststörungen entstehen. Dopamin löst Freude aus und sorgt für Antrieb und Motivation. Ein Dopamin-Mangel zeigt sich durch Lustlosigkeit und Antriebslosigkeit. Es reichen bereits 15 Minuten aus, um mit körperlicher Aktivität die Stimmung aufzuhellen. Deshalb wird bei Depressionen empfohlen, sich zusätzlich zur Therapie körperlich zu bewegen.

15 www.der-bewegungsapparat.de/bewegung_konzentration

Körperliche Aktivität verbessert den Schlaf

Das John Hopkins Center[16] beweist durch Studien, dass die Schlafqualität durch Sport verbessert wird. Schlafstörungen können zu psychischen Erkrankungen führen. Bei einem Schlafmangel nehmen die Gedächtnisleistungen ab und du bist schneller reizbar. Außerdem wirkt sich ein Schlafmangel negativ auf die Konzentrationsfähigkeit aus. Des Weiteren kann ein ungesunder Kreislauf entstehen: Ein Mangel an Schlaf kann Depressionen oder depressive Verstimmungen auslösen und diese psychischen Störungen führen wiederum zu einem schlechten Schlaf. Mit Sport kannst du dagegen angehen und für einen besseren Schlaf sorgen.

Tipp:** Falls du unter Schlafproblemen leidest, möchte ich dir zusätzlich Akupressur empfehlen. Diese Behandlungsmethode lässt sich schnell erlernen und zwischendurch im Alltag anwenden. Akupressur ist nicht nur bei Schlafbeschwerden, sondern bei zahlreichen seelischen und körperlichen Beschwerden hilfreich. In dem Buch »**Das Akupressur Selbsthilfebuch« von **Daniela Grün** findest du gute Erklärungen und Anleitungen vor.*

Das Gute an dieser Technik ist: Du erfährst deine Selbstwirksamkeit, denn du arbeitest bei Akupressur genauso an dir selbst, wie mit diesem Buch. Darüber hinaus eignet sich Akupressur auch zur Steigerung des Wohlbefindens.

**Link zum Buch >>*

16 www.hopkinsmedicine.org/health/wellness-and-prevention/exercising-for-better-sleep

Mehr Energie durch körperliche Bewegung

Mit Sport kannst du deinen Energietank auffüllen. Vielleicht kennst du das: Du kommst von der Arbeit nach Hause und setzt dich hin. Je länger du sitzt, umso müder wirst du. Wenn du dich nun aufraffst und körperlich aktiv wirst, steigt dein Energielevel wieder an.

Praxisteil mit Übungen zum Thema Bewegung

Der Praxisteil dieses Kapitels ist zweigeteilt: Der erste Teil ist für dich interessant, wenn du erst einmal mehr Bewegung in den Alltag bringen möchtest. Falls du dich nicht nur mehr bewegen, sondern sportlich aktiv werden möchtest, findest du im zweiten Teil Tipps für den Einstieg.

So kommst du in Bewegung

Vielleicht bist du Vollzeit berufstätig und warst bisher davon überzeugt, keine Zeit für körperliche Bewegung zu haben. Das lässt sich jedoch sehr gut in den Alltag einbauen. Dazu musst du dir lediglich ein paar Gewohnheiten antrainieren.

- Starte den Tag mit ein paar Kniebeugen vor dem offenen Fenster.

- Falls du mit Bus oder Bahn zur Arbeit fährst: Steige eine Station früher aus und gehe die restliche Strecke zu Fuß.

- Nehme die Treppe statt den Aufzug.

- Wann immer es möglich ist, solltest du zu Fuß einkaufen gehen, statt direkt vor dem Supermarkt zu parken. Vielleicht lässt sich der Einkauf mit einem kleinen Spaziergang verbinden?

- Gehe nach dem Abendessen noch eine kleine Runde um den Block, bevor du es dir auf dem Sofa bequem machst.

- Plane für das Wochenende eine kleine Wanderung, eine Radtour oder andere Aktivitäten ein, bei denen du dich bewegen musst.

- Solltest du im Büro arbeiten: An einem höhenverstellbaren Schreibtisch kannst du sitzend und stehend arbeiten.

- Mache alle 60 bis 90 Minuten eine kurze Pause, in der du dich streckst und dehnst oder durch den Raum gehst.

So entwickelst du dich vom Couch-Potato zur sportlichen Person

Lege ein Ziel fest

Ratsam ist es, zunächst ein Ziel zu benennen: Warum möchtest du Sport betreiben? Das fällt vielen Menschen schwer, wenn sie kein Übergewicht oder sonstige Beschwerden haben. »Ich möchte glücklicher sein« – dieses Ziel ist in der Regel zu schwammig, um zum Motivator zu werden. Dennoch hast du dir dieses Buch gekauft, um zu einem glücklichen, erfüllten

Leben zu kommen. Körperliche Bewegung ist ein Faktor, der zu einem regen Geist und einer ausgeglichenen Seele führt. Sport kann dir beim Stressabbau helfen und das Gedankenkarussell stoppen. Es ist möglich, dass du durch regelmäßige sportliche Aktivität kreativer wirst und dir Lösungen zu verschiedenen Themen einfallen. Du fühlst dich beschwingter, lockerer und energievoller. Wenn du dir diese Punkte vor Augen hältst, dürfte die Vorstellung schon stark genug sein, um mit Sport anzufangen. Mit körperlicher Bewegung bringst du dich aus der Stagnation heraus: Alles gerät in den Fluss und dadurch kann Neues entstehen. Vielleicht möchtest du zudem mehr Kondition erlangen und ohne zu Schnaufen die Treppen hochgehen können. Notiere dir ein Ziel, das du mittels Sport erreichen möchtest.

Das Ziel könnte beispielsweise auch lauten: Ich möchte die acht Kilometer bis zur Arbeit zu Fuß gehen (laufen, mit dem Fahrrad fahren). Setze dir ein Datum und unterteile dein Ziel in Etappen. In der ersten Woche könntest du dir einen Kilometer vornehmen und die restliche Strecke mit dem Bus oder der Bahn fahren. Oder du gehst in der ersten Woche einen Kilometer und in der zweiten Woche joggst du.

Die passende Sportart auswählen

Damit dein Vorhaben gelingt, ist eine Sportart wichtig, die dir Spaß macht. Der innere Schweinehund wird sich anfangs öfter und später hin und wieder melden. Er ist leichter an die Seite zu schieben, wenn du dich auf den Sport freust. Ich bin zum Beispiel irgendwann dem Rat gefolgt, täglich zu joggen. Mir hat es kein bisschen Spaß gemacht, von Anfang an nicht. Somit war meine Läuferkarriere schnell beendet, beziehungsweise hat sie gar nicht erst richtig angefangen. Wenn es jedoch ums Tanzen und Walken geht, dann bin ich direkt und gerne dabei. Welcher Sport begeistert dich? In welcher Form bewegst du dich gerne oder hast dich früher gerne bewegt?

Den richtigen Tageszeitpunkt aussuchen

Wann bist du generell aktiver? Manche Menschen sind morgens und andere nachmittags oder abends fitter. Wie ist das bei dir? Und: Zu welcher Uhrzeit lässt sich der Sport gut in deinen Alltag integrieren? Falls es möglich ist, solltest du die sportliche Aktivität an deinen persönlichen Rhythmus anpassen. Sollte das nicht möglich sein: Ich kann dir aus eigener Erfahrung sagen, dass es trotzdem geht. Obwohl ich morgens schwer in die Gänge komme, bin ich seit über neun Jahren morgens bereits vor dem Frühstück mindestens eine Stunde (meistens länger) mit meinen Hunden unterwegs. Dazu hat mich meine Hündin gebracht, die zu den Frühaufstehern gehört. Das war anfangs schwierig für mich und jetzt möchte ich es nicht mehr missen. Ich habe meinen Alltag ein bisschen umgebaut, sodass die körperliche Aktivität morgens stattfinden kann. Das ist natürlich nicht für jeden Menschen möglich. Eine kleine Alltagsänderung ist aber immer notwendig. Überlege, ob diese Änderung in deinem Alltag besser morgens, mittags oder abends umzusetzen ist.

Fange langsam an

Starte langsam und steigere nach und nach den Level. Es macht wenig Sinn, wenn du sofort von Null auf Hundert loslegst. Dein Körper muss sich an die körperliche Aktivität gewöhnen. Fange ruhig erst einmal mit zehn Minuten pro Tag an. Wichtiger ist die Regelmäßigkeit. Powerst du dich direkt am ersten Tag vollkommen aus, wird dich am nächsten Tag ein schwerer Muskelkater vom erneuen Training abhalten.

Dranbleiben und nicht aufgeben

Jeder hat mal einen schlechten Tag. Lasse dich davon nicht entmutigen. Mache einfach am nächsten Tag weiter. Denke an den Flow: Der Sport sollte ein wenig herausfordernd sein, dich aber nicht über- oder unterfordern. Wenn du merkst, dass es ein bisschen zu viel des Guten ist, dann schraube dein Pensum herunter. Spürst du dagegen Langeweile und Lustlosigkeit aufkommen, dann setze dir das nächste sportliche Ziel.

Gemeinsam … lässt sich der innere Schweinehund besser erziehen

Manchen Leuten fällt es leichter, den inneren Schweinehund zu besiegen, wenn sie eine Verpflichtung eingehen. Falls dich dein innerer Schweinehund zu oft in deine Komfortzone zurückzieht, ist dir ein Verein oder eine andere Gruppe zu empfehlen. Dadurch musst du dich an feste Zeiten halten. Außerdem spornen dich deine Mitstreiter und ihre Leistungen an.

Weitere Tipps für ein erfülltes, glückliches Leben

***»Wir brauchen nicht so fortzuleben,
wie wir gestern gelebt haben.
Macht euch nur von dieser Anschauung los
und tausend Möglichkeiten laden uns
zu neuem Leben ein«.***
(Christian Morgenstern)

Mit den 7 Schritten hast du bereits genügend Tools und Tipps an die Hand bekommen, um nicht so mehr zu leben, wie du gestern noch gelebt hast. Dennoch möchte ich dir noch ein paar Ratschläge und weise Geschichten mit auf den Weg geben, die ebenso dein Glücksempfinden beeinflussen.

Warum Resilienz so wichtig ist

»Es gibt Wichtigeres im Leben, als beständig dessen Geschwindigkeit zu erhöhen«.

(Mahatma Ghandi)

Immer mehr Menschen sind kaum oder nicht mehr in der Lage, flexibel auf Stress zu reagieren. Krisen und problematische Situationen scheinen eine riesige Bedrohung zu sein. Die Menschheit benötigte schon immer Resilienz, denn auch in frühen Zeiten gab es Bedrohungen und Probleme. Heute sehen Stressoren lediglich anders aus: Statt Bären, Wölfe oder ähnliches haben wir nun mit einem enormen Leistungsdruck zu kämpfen. Höher, schneller, besser – und das kann rasant zu stressbedingten Krankheiten führen. Es gibt jedoch Menschen, die über eine hohe Resilienz verfügen und widrigen Umständen trotzen. Diese Menschen gehen aus Krisen gestärkt heraus.

Mittlerweile wird und ist die Resilienz gut erforscht. Der Begriff Resilienz wurde in den 1950er Jahren von dem Psychologen Jacob Block eingeführt. Er leitet sich von dem lateinischen Wort »resilire« ab, was abprallen oder zurückspringen bedeutet. Ursprünglich wurde der Begriff in der Physik verwendet: Wenn ein Gegenstand durch Krafteinwirkung seine Form verändert, ist er resilient, wenn er wieder in seine vorherige Form zurückspringt. Wie ein Flummi: Du wirfst den Gummiball, der beim Aufprall seine Form verliert, aber recht bald wieder seine alte Form zurückerhält. Bei Stress ist es ähnlich: Du bist in belastenden Situationen nicht mehr in Form. Mit hoher Resilienz schaffst du es jedoch schnell, wieder in Form zu kommen.

Jacob (Jack) Block analysierte die Ego-Resilienz und –Kontrolle von Kindern bis zum siebten Lebensjahr. KindergärtnerInnen und LehrerInnen beschrieben Kinder mit einer hohen Resilienz als intelligent und empathisch. Diese Kinder können sich Situationen emotional anpassen. Zudem akzeptieren sie sich selbst, zeigen ein hohes Vertrauen und zeichnen sich durch Kreativität und Mut aus. Resilienz ist erlernbar und das sowohl im Kindes- wie im Erwachsenenalter. Um mit Stress besser umgehen zu können, sind vor allem folgende Faktoren relevant:

- Eine optimistische Lebenseinstellung
- Lösungsorientiertes Denken
- Verantwortungsbewusstsein
- Zukunftsvisionen
- Akzeptanz von Dingen, die du nicht ändern kannst
- Beziehungskompetenz

In deinem wie auch im Leben anderer Menschen werden immer mal wieder Situationen und Phasen auftreten, die schwierig und belastend sind. Ohne Resilienz ziehen dir Verluste, Rückschläge und Krisen den Boden unter den Füßen weg. Du fühlst dich ohnmächtig und verfällst eventuell dem Selbstmitleid. Resiliente Menschen haben die Opferrolle verlassen und sehen sich als Täter: Sie nehmen ihr Leben in die Hand. In Krisensituationen warten sie nicht darauf, dass sich etwas zum Besseren ändert, sondern sie sorgen selbst dafür. Sie wissen, dass dieses Tal durchschritten werden muss und das können sie akzeptieren. Mit ihrer optimistischen Grundeinstellung und ihrem stabilen Umfeld schaffen sie es, relativ schnell das Tal zu verlassen. Und meistens war ihnen diese Fähigkeit nicht in die Wiege gelegt. Charaktereigenschaften entwickeln sich zwar in der Kindheit, aber sie sind keine starren Merkmale, die sich nicht mehr ändern lassen. Du hast die Möglichkeit, an deinen Stärken zu arbeiten und dir somit eine hohe Resilienz anzueignen. Dazu gehört in erster Linie eine Lebensgrundeinstellung, die von Optimismus und Vertrauen geprägt ist. Vielleicht konntest du dir diese Merkmale während deiner Kindheit nicht antrainieren. Und vielleicht hast du in deinen jungen Jahren einige schlechte Erfahrungen in Bezug auf Rückschläge und Stress gemacht, die dich heute noch prägen. Es ist aber nie zu spät, das zu ändern. Mache dich für zukünftige Krisen stark – du schaffst das!

- Verlasse die Opferrolle und werde zum Akteur. Arbeite an deinem Selbstvertrauen.

- Du musst nicht alles alleine schaffen. Hole dir Hilfe, lasse dir Mut machen – und pflege dein soziales Umfeld.

- Übe die Selbstreflexion in Bezug auf deine Emotionen und Selbstkontrolle. Lasse dich nicht von deinen Gefühlen steuern, sondern übernehme du das Lenkrad.

- Eigne dir eine optimistische Lebenseinstellung an – dabei helfen dir die 7 Schritte.

Zum Thema Vertrauen möchte ich dir noch eine Geschichte erzählen, deren Verfasser leider nicht bekannt ist:

Ein König, der für seine Gerechtigkeit und Güte bekannt war, wollte immer wieder wissen, wie es seinem Volk geht. Dazu verkleidete er sich, um unerkannt durch die Straßen gehen zu können. So ging er an einem Abend wieder durch die Stadt, als ihm ein Licht in einer Hütte auffiel. Er sah einen Mann alleine an einem gedeckten Tisch sitzen und konnte hören, wie er den Lobpreis zu Gott sang. Als der Mann seinen Gesang beendet hatte, klopfte der König an und fragte, ob er eintreten dürfe. Der Mann lud ihn ein, mit ihm gemeinsam zu essen. So nahmen sie das Mahl ein und sprachen über Gott und die Welt. Der verkleidete König fragte den Mann, womit er sein Geld verdiene. »Ich arbeite als Flickschuster und nehme jeden Morgen meine Handwerkskiste, um in der Stadt auf der Straße den Menschen meinen Dienst anzubieten«, antwortete der Mann. »Und was passiert, wenn morgen niemand deinen Dienst annehmen möchte?«, fragte der König. Der Schuster schaute ihn an und sagte: "Morgen? Morgen? Gott sei gepriesen, jeden Tag!«.

Am nächsten Tag ging der Schuster in die Stadt. Erstaunt sah er, dass überall Zettel angeschlagen waren: »Diese Woche ist in meiner Stadt das Flickschustern verboten! Erlass des Königs!«. Der Schuster schüttelte verwundert den Kopf und fragte sich, wieso ein König auf solche seltsamen Ideen kam. Er überlegte kurz und dachte: »Na gut, dann werde ich heute als Wasserträger arbeiten. Wasser wird immer benötigt«. Gesagt, getan und abends hatte er so viel verdient, dass er sich zwei Mahlzeiten leisten konnte.

Der König verkleidete sich erneut und klopfte wieder bei diesem Mann an die Türe. Er tat besorgt und sagte: »Ich las die Anschläge des Königs und habe mir große Sorgen gemacht. Aber wie ich sehe, konntest du trotzdem Geld verdienen". Der Mann berichtete von seinem Einfall und wie er als Wasserträger sei-

ne Mahlzeiten verdiente. Der König fragte: »Und was passiert, wenn morgen niemand deinen Dienst annehmen möchte?« Der Schuster schaute ihn an und sagte: "Morgen? Morgen? Gott sei gepriesen, jeden Tag!«.

Am nächsten Morgen machte sich der Mann auf, um als Wasserträger zu arbeiten. Da hörte er Herolde rufen: »Das Wassertragen ist nur noch mit einer Erlaubnis des Königs erlaubt. Ohne Erlaubnis ist es verboten!« Der Mann schüttelte verwundert den Kopf und fragte sich, auf welch sonderbaren Einfälle ein König kommen kann. Er überlegte kurz und dachte: »Dann werde ich heute meine Mahlzeiten mit dem Zerkleinern von Holz verdienen«. Er ging nach Hause, holte eine Axt und bot seinen Dienst an. Abends hatte er so viel Geld verdient, dass er eine gute Mahlzeit zubereiten konnte. Und wieder klopfte der verkleidete König an, aß als Gast beim Schuster und stellte die Frage: »Und was passiert, wenn morgen niemand deinen Dienst annehmen möchte?«. Der Schuster schaute ihn an und sagte: "Morgen? Morgen? Gott sei gepriesen, jeden Tag!«.

Am nächsten Morgen zog der Mann mit seiner Axt los, als ihm ein Soldatentrupp entgegenkam: »Da du eine Axt besitzt, musst du heute als Wachmann im Palasthof arbeiten!« Der Mann musste seine Axt gegen ein Schwert tauschen und am Königshof Wache stehen. Somit hatte er keine Möglichkeit, Geld zu verdienen. Er ging zum Krämer, ließ das Schwert als Pfand da und erhielt dafür Zutaten für eine Mahlzeit. Zuhause fertigte er zuerst ein Schwert aus Holz, damit er für den nächsten Tag gewappnet war. Es wiederholte sich und erneut hatte der Schuster den verkleideten König zu Gast, der zum Schluss fragte: »Und was passiert, wenn morgen dein Schwert inspiziert und entdeckt wird, dass du nur ein Holzschwert hast?« Der Schuster schaute ihn an *und sagte: "Morgen? Morgen? Gott sei gepriesen, jeden Tag!«.*

Der Schuster betrat am nächsten Morgen den Königshof. Ihm kam der Hauptmann mit einem Gefangenen entgegen: »Du musst den Gefangenen töten. Er ist ein Mörder!« Der Schuster erschrak und sagte: »Das tue ich nicht. Ich kann keinen Menschen töten!« »Befehl ist Befehl und der König hat befohlen, dass du diesen Mörder hinrichten musst!« Der Königshof füllte sich mit immer mehr Menschen, die neugierig die Hinrichtung des Gefangenen erwarteten.

Der Schuster schaute den Gefangenen an und fragte sich, ob dieser Mensch tatsächlich ein Mörder war. Er kniete sich auf den Boden und begann laut zu beten: »Lieber Gott, sollte dieser Mensch ein Mörder sein, dann mache, dass ich ein Schwert aus Stahl in der Hand halte. Sollte dieser Mensch kein Mörder sein, dann mache, dass ich ein Schwert aus Holz in der Hand halte!«

Die neugierige Menschenmenge starrte auf den Schuster, der aufstand, sein Schwert aus der Scheide zog und es hoch hielt. Die Menschen begannen zu jubeln, als sie erkannten, dass der Schuster ein Holzschwert in der Hand hielt.

Der König hatte alles beobachtet und kam nun auf den Schuster zu. Er umarmte ihn und erzählte ihm, dass er es war, der jeden Abend bei ihm zu Gast war. »Lieber Schuster, ich möchte, dass du ab heute mein Ratgeber bist!«

Ängste und Selbstzweifel überwinden

»Das, was jemand von sich selbst denkt, bestimmt sein Schicksal«.

(Mark Twain)

Wie laut ist dein innerer Kritiker? Wie laut ist die Stimme in deinem Kopf, die ängstliche, zweifelnde, kleinmachende Gedanken ankurbelt? Der innere Kritiker ist ein echter Hemmschuh. Er ist ein Schwarzmaler und ein Pessimist der Meisterklasse. Wenn du Entscheidungen treffen musst oder Veränderungen angehen möchtest, meldet er sich und kratzt an deinem Selbstwertgefühl. Folgende Sätze könnten von ihm stammen:

- »Du weißt doch, dass du das nicht schaffst!«
- »Wer will dir schon helfen! Dich mag doch niemand!«
- »Lass es sein. Für so etwas warst du immer schon zu dumm!«

Kleinmachendes Denken lässt jedes Ziel im Keim ersticken. Falls dein innerer Kritiker sehr laut ist und du ihn nicht zum Schweigen bringen kannst, steckst du dir selbst enge Grenzen. Der innere Kritiker wächst in der Kindheit. Du hast von Eltern und anderen Bezugspersonen gelernt, was richtig und falsch, erwünscht und unerwünscht ist. Als Kind übernimmst du diese Richtlinien. Je nachdem wie gravierend die Konsequenzen bei Missachtung der Richtlinien waren, können sich diese Regeln tief verankern. Mit einem geringen Selbstwertgefühl und Selbstvertrauen wird der innere Kritiker groß und stark. Er hindert dich daran, den Weg zu betreten, der für dich wichtig und gesund wäre. Oder er lässt sich zum Perfektionisten werden und du findest nicht zur inneren Ruhe und Gelassenheit, weil für dich ständig das i-Tüpfelchen fehlt. Das muss nicht so bleiben. Du kannst die innere Stimme leiser drehen.

Mache dir zunächst klar, dass sich der innere Kritiker an die Richtlinien aus deiner Kindheit oder gesellschaftlichen Normen richtet. Diese Vorgaben müssen nicht per se schlecht sein. Du kannst sie als eine Orientierungshilfe ansehen – nicht mehr und nicht weniger. Wichtig ist, dass du einmal die Maßstäbe des inneren Kritikers hinterfragst. Haben sie Allgemeingültigkeit? Entsprechen sie deinen Wertvorstellungen?

Ein Beispiel:
Du träumst schon länger von einem Sabbatjahr und in diesem Jahr würdest du gerne mit einem Camper durch Europa reisen. Sobald der Gedanke daran auftaucht, meldet sich dein innerer Kritiker: »Vergiss es! Du bekommst eh Heimweh! Und was, wenn du eine Panne hast?« Mit einem traurigen Seufzer wischst du deinen Traum weg und der innere Kritiker freut sich. Er hat es wieder einmal geschafft, dich von deinem Weg abzuhalten. Jetzt ist es anders, denn du weißt woher der Kritiker seine Vorgaben hat. Diesmal schiebst du den Gedanken an deinen Traum nicht weg. Beleuchte die kritischen Stimmen. Woher stammt der Gedanke, dass du Heimweh bekommen könntest? Hattest du als Kind Heimweh? Wie sind deine Eltern damit umgegangen? Welche Ängste spielten damals eine Rolle und welche Macht haben diese Ängste heute noch? Du bist nun eine erwachsene Person. Falls tatsächlich Heimweh aufkäme: Du könntest dich damit auseinandersetzen. Vielleicht ist es nur ein flüchtiges Gefühl. Sollte das Heimweh sehr stark sein, hast du immer noch die Möglichkeit, zwischendurch nach Hause zu reisen oder dein Sabbatjahr abzubrechen. Du kannst nur

dann feststellen, ob dich Heimweh noch packt, wenn du dich auf deine gewünschte Reise machst. Hinterfrage weiter: Was wäre so schlimm an einer Panne? Wie könntest du dich auf eine solche Situation vorbereiten? Es gibt beispielsweise Pannenhilfen, denen du beitreten kannst und die du im Falle des Falles kontaktieren kannst. Meistens findest du auch andere, sehr hilfsbereite Menschen. Du könntest positive Erfahrungen sammeln, die dir die Angst vor einer Panne nehmen – wenn du den Schritt wagst.

Ein unbekannter Verfasser schrieb die Geschichte der zwei Wölfe:

Ein alter Indianer saß mit seinem Enkel am Lagerfeuer. Er erzählte, dass jeder Mensch einen inneren Kampf mit zwei Wölfen ausfechtet. Der eine Wolf zeigt sich in Form von Selbstmitleid, Vorurteilen, Schmerz, Eifersucht, Sorgen, Minderwertigkeitsgefühlen, Ängsten und ähnlichen Emotionen. Der andere Wolf macht sich durch Liebe, Selbstvertrauen, Güte, Glaube, Hoffnung, Fröhlichkeit, Dankbarkeit und Mut bemerkbar.

Der Enkel stellte sich den Kampf zwischen den beiden Wölfen vor. Er fragte seinen Opa: "Welcher Wolf geht als Sieger hervor?«Die Antwort des alten Indianers lautete: »Es gewinnt immer der Wolf, den du fütterst!«

Empathie lernen – so geht's

»Wenn du die Absicht hast, dich zu erneuern, tue es jeden Tag.«

(Konfuzius)

Empathische Menschen sind in der Lage, Gefühle und Motive der Mitmenschen wahrzunehmen und nachzuempfinden. Aufgrund dieser Fähigkeit können sie besser und angemessen auf die Emotionen anderer reagieren. Einfühlungsvermögen ist für ein gutes Miteinander wichtig. Zudem ist Empathie eins der Soft Skills, um beruflich aufzusteigen. Ohne Einfühlsamkeit ist Teamwork unmöglich und ein Teamleiter benötigt Empathie, um seine Crew motivierend und positiv zu führen. Mit dieser Fähigkeit ist die Deeskalation von Konflikten möglich und die Teamarbeit zeichnet sich durch gegenseitiges Vertrauen aus.

- Empathische Menschen nehmen anhand der Gestik, Körpersprache, Mimik, Stimme, Aussagen und Gefühle wahr, wie es dem anderen geht.

- Sie haben Verständnis für den anderen und interessieren sich dafür, warum es dem Gegenüber so geht. Sie beziehen die Motive und Ursachen in ihre Reaktion und ihre Denkweise ein.

- Sie überlegen sich, wie sie auf den anderen mit Handlungen und Worten reagieren können. Sie gehen in Resonanz und zeigen Mitgefühl, Rücksicht und Akzeptanz.

Mit dieser Fähigkeit nimmst du ebenso unterschwellige Signale wahr. Menschen mit einer hohen Empathie spüren, ob alles im Lot ist oder etwas nicht stimmt. Empathische Menschen können tiefe und authentische Verbindungen eingehen. Sie werden zudem von anderen als sympathisch empfunden.

Um Empathie zu erlernen, benötigst du in erster Linie eine gute Selbstwahrnehmung. Das heißt: Du musst dich zuerst selbst verstehen lernen. Erst wenn du deine eigenen Gefühle verstehen und deuten kannst, bist du in der Lage, dich in andere Menschen hinein zu fühlen. Der erste Schritt ist somit die Selbstreflexion. Sei ehrlich zu dir. Hinterfrage hin und wieder deine Gedanken, Gefühle und dein Verhalten. Darüber hinaus ist eine gute Menschenkenntnis relevant. In der Regel eignest du sie dir im Laufe deines Lebens an und kannst auf einen immer größeren Erfahrungsschatz zurückgreifen.

Empathie hat übrigens nichts mit Mitleiden zu tun. Beim Mitfühlen ist dir bewusst, dass du die Emotionen des anderen kurzzeitig mitfühlst. Du bist dir somit im Klaren darüber, dass es nicht deine Gefühle sind. Du leidest nicht mit. Du machst dir nicht die Emotionen des anderen zu deinen eigenen. Beim Mitgefühl geht es darum, die Gefühle des anderen nachzuvollziehen, um sich in sein Gegenüber hineinversetzen zu können. Es ist wichtig, dass du nach einem Gespräch wieder zu deinen eigenen Emotionen und zu dir selbst findest.

Möchtest du dir Empathie antrainieren, helfen dir folgende Tipps:

Übe das aktive Zuhören

Aktives Zuhören bedeutet, sich auf die Aussagen des Gegenübers zu konzentrieren und zwar ohne sich bereits beim Zuhören Antworten zu überlegen. Frage nach, wenn du etwas nicht verstanden hast. Gebe deine Deutung des Gehörten wieder. Zeige mit Gesten, Worten und Mimik deine Wertschätzung und Verständnis. Bleibe gedanklich bei deinem Gesprächspartner und lenke dich nicht ab. Viele Menschen hören nicht richtig zu. Sie werden unruhig, weil sie wieder reden möchten und manche fallen dem anderen ins Wort. Das ist nicht wertschätzend.

Beobachte andere Menschen

Das soll nun kein Hinweis dafür sein, andere zu stalken. Sei einfach aufmerksam und nehme wahr, welche Gewohnheiten deine nächsten Mitmenschen und Kollegen haben. Dadurch stellst du fest, ob jemand morgens erst einmal seine Ruhe braucht oder ob es jemandem schlecht geht. Dementsprechend kannst du agieren und reagieren und Rücksicht auf deine Mitmenschen nehmen.

Zeige Interesse an deinen Mitmenschen

Oftmals arbeiten wir viele Jahre mit Kollegen zusammen und wissen so gut wie nichts von ihnen. Wir verbringen somit täglich viele Stunden mit Menschen, die uns immer noch fremd sind. Wer sich für andere interessiert, kann bessere Kontakte aufbauen. Vielleicht teilt ihr ein gemeinsames Hobby und dadurch hättet ihr immer neuen Gesprächsstoff. Empathische Menschen interessieren sich für die Erfahrungen, Erlebnisse, Gedanken und Gefühle der anderen. Außerdem können sie ihre eigenen Interessen zurückstellen. Sie geben die Bühne frei und lassen andere gerne im Rampenlicht stehen.

Sei offen und unvoreingenommen

Andere Menschen werden sich dir gegenüber nur dann öffnen, wenn du selbst eine offene und unvoreingenommene Person bist. Gehe auf andere zu. Beziehe neue Kollegen in das Team ein. Heiße deinen neuen Nachbarn willkommen. Und halte vor allem nicht an Vorurteilen fest.

Frage dich nach dem Warum

Empathische Menschen wissen, dass jede Handlung einen Grund hat. Sie behalten das Warum im Hinterkopf, auch wenn sie den wahren Grund nicht kennen. Wenn es zu einem Konflikt gekommen ist, haken sie nach. Sie hinterfragen und lesen zwischen den Zeilen – weil sie den anderen verstehen möchten. Das Warum zu kennen bedeutet aber nicht, dass du alles akzeptieren und hinnehmen musst. Es löst jedoch oftmals Missverständnisse auf.

Empathie macht sympathisch, weil du mit dieser Fähigkeit offen, wohlwollend und wertschätzend auf andere Menschen zugehst. Die innere Haltung ist ein Spiegel deines Selbstbildes. Und sie hat einen Einfluss darauf, wie dein Umfeld auf dich reagiert. Das macht auch die Geschichte des Tempels der tausend Spiegel deutlich:

In Indien stand auf einer Bergkuppe ein Tempel mit tausend Spiegeln. Jeder, der diesen Tempel besucht hatte, berichtete, dass man in den Spiegeln die Welt und sich selbst wahrnehme. Davon hörte ein Hund, der sich direkt auf den Weg zu dem Tempel mit den tausend Spiegeln machte. Dort angekommen betrat er ehrfürchtig den Saal und blickte auf tausend Hunde. Ihm sträubte sich vor lauter Angst das Nackenfell. Er klemmte seine Rute ein, fletschte seine Zähne und knurrte die tausend Hunde an. Das machte ihm noch mehr Angst, denn nun sah er sich tausend knurrenden, fletschenden Hunden gegenüber stehen. Er rannte panisch aus dem Tempel und den Berg hinunter. Jetzt war er davon überzeugt, dass die Welt aus gefährlichen Hunden bestehe.

Ein anderer Hund hatte ebenfalls die Geschichten der Leute gehört und wollte sich selbst ein Bild vom Tempel, seinem Selbstbild und der Sicht auf die Welt machen. So bestieg er den Berg, betrat neugierig und offen den Saal und sah tausend Hunde. Er freute sich über die Artgenossen, machte eine Spielaufforderung und wedelte freundlich mit seiner Rute. Seine Freude wuchs, denn die tausend Hunde wedelten ebenfalls freundlich und forderten ihn zum Spiel aus. Glücklich verließ er den Tempel und er war davon überzeugt, dass die Welt aus fröhlichen, freundlichen Hunden bestehe.

So entlarvst du manipulative Menschen

»Der Mensch ist nicht schlecht, er ist nur beeinflussbar«.
(Daniel Mühlemann)

Auf deinem Weg zu einem erfüllten, glücklichen Leben werden dir immer mal wieder manipulative Menschen begegnen. Wahrscheinlich ist es, dass du direkt zu Beginn deiner Veränderung mit Manipulation konfrontiert wirst. Mit Empathie hast du es übrigens einfacher, manipulative Menschen zu enttarnen. Aber: Manipulation muss nicht immer einen bösen Hintergrund haben. In Wahrheit manipulieren wir alle und das fast täglich, allerdings meistens unbewusst. Hier in diesem Kapitel geht es jedoch um bewusste Manipulationen, um dich von deinem Glück abzubringen. Manipulation bedeutet, jemanden zu beeinflussen und zwar in die von uns gewünschte Richtung. Der Begriff stammt von den lateinischen Wörtern »manus« (Hand) und »plere« (füllen). Manipulation heißt so viel wie: Du hast etwas (jemanden) in der Hand.

Wenn du dich und dein Leben veränderst, gibt es Menschen, die sich mitfreuen und die dich stärken, motivieren und unterstützen. Es gibt aber auch Menschen, die neidisch sind oder die sich durch deine Veränderung bewusst darüber werden, dass auch sie ihr Leben ändern könnten. Manche möchten keine Veränderung und sie haben Angst, dass sie durch deinen Wandel etwas verlieren könnten. Und andere gönnen dir kein Glück und keine Erfüllung. Egal welche Motive hinter der Manipulation stecken: Es wird Menschen geben, die dich von deinem Ziel abhalten wollen. Dazu solltest du die verschiedenen Formen der Manipulation kennen:

Du bekommst Lügen aufgetischt

Geübte Manipulatoren können lügen, bis sich die Balken biegen, aber so geschickt, dass du ihnen die Geschichten abkaufst. Wenn dich jemand von deinem Weg abbringen möchte, könnte er Erfahrungen erfinden. Er wird dir Erlebnisse berichten, die deinem Ziel ähneln und die einen negativen Ausgang hatten. Oder er wird dir erzählen, dass er darüber (über das Thema deines Ziels) etwas von einem Experten gelesen oder im TV gesehen hat und dieser Fachmann rät davon ab. In jedem Fall wird dir der Lügner glaubwürdig verklickern, dass dein Ziel keine gute Idee ist. Damit du im Anschluss nicht von Zweifeln geplagt wirst und kurz davor stehst, deinen Plan zu verwerfen, solltest du die Aussagen hinterfragen. Hake nach: In welcher Zeitung, auf welcher Webseite, in welcher Fernsehsendung trat der Experte auf? Wie heißt dieser Fachmann? Stelle weitere Fragen und achte bei den Antworten auf Unstimmigkeiten. Und vor allem: Ob dein Ziel eine gute Idee ist oder nicht, bestimmst letztlich du alleine. Die Entscheidung für ein glückliches, sinnvolles Leben, kann nicht verkehrt sein. Vielleicht hat der Lügner mit eigenen inneren Blockaden zu tun und du hältst ihm das Spiegelbild vor.

Dir wird ein schlechtes Gewissen eingeredet

Das Spiel mit dem Gewissen ist eine beliebte Manipulations-Methode. Der Manipulator möchte, dass du dich schlecht fühlst. Er möchte, dass du Schuldgefühle bekommst. Er merkt, dass er nicht mehr das erhält, was er möchte, wenn du deinen Weg gehst. Und das versucht er zu verhindern. Diese Manipulation könnte von deinen nächsten Mitmenschen auf dich zukommen. Wenn du dich veränderst, hat das immer Auswirkungen auf die Partnerschaft, auf eine Freundschaft und auf die Familie. Deine nächsten Menschen könnten Angst vor dieser Veränderung haben, denn eine Veränderung bringt immer ein Stück Unsicherheit mit sich – und das nicht nur für denjenigen, der sich für den Wandel entschieden hat.

Der Manipulator schlüpft in die Opferrolle…

… und macht dich zum Übeltäter. Auch das kann im nächsten Umkreis passieren. Du wirst zum Täter deklariert und der andere ist das arme Opfer. Diese Beeinflussung rührt oftmals daher, Verantwortung nicht übernehmen zu wollen. In unserem Falle: Der Manipulator merkt, dass du die Verantwortung für dein Glück in die Hand nimmst. Er müsste sich für sein Glück ebenfalls in Bewegung setzen, aber sein innerer Schweinehund ist (noch) viel zu stark. Das merkt er und deshalb fühlt er sich mies – und schiebt dir für seine emotionale Lage die Schuld in die Schuhe. Eventuell zählt er dir auf, was er alles für dich getan hat. Damit will er dir verdeutlichen, dass du ein undankbarer Mensch seist, falls du weiterhin dein Glück und deine Erfüllung anstrebst.

Deine Unsicherheiten werden gestärkt

Der Manipulator kennt deine Schwachstellen und drückt absichtlich die entsprechenden Knöpfe. Er weiß, was er tun oder sagen muss, um dich unsicher zu machen.

Es existieren noch weitere Manipulationsformen. Manche manipulative Menschen geben sich offen und empathisch, um mehr von dir zu erfahren – und dies letztlich für sich auszunutzen. Achte darauf, ob Worte mit Gestik, Mimik und Körpersprache übereinstimmen. Meistens fällt uns unbewusst auf, dass etwas an solchen Menschen nicht stimmig ist. Somit kann es vorkommen, dass ein Manipulator sehr freundlich ist und die Kunst des aktiven Zuhörens beherrscht. Er weiß, welche Worte und Gesten gut ankommen. Gerade in Umbruchphasen ist es leicht, auf solche Personen hereinzufallen. Sie scheinen einem gut zu tun und sie bringen dich dazu, sie zu vermissen. Höre auf dein Bauchgefühl. Kommen dir die Freundlichkeit, die Hilfsbereitschaft und das Verständnis zu extrem vor? Dann schalte lieber einen Gang zurück. Wenn es die Person ernst mit dir meint und sie dich tatsächlich unterstützen möchte, wird sie dich nicht bedrängen oder zur Eile antreiben. Übe die Selbstreflexion. Wenn du dir deiner eigenen Gefühle und Handlungen bewusst bist, kannst du Manipulationen schneller erkennen. Manipulative Menschen sind häufig sehr sprachgewandt. Allerdings meiden sie klare Aussprachen. Wenn du Fragen stellst, bekommst du ausweichende Antworten. Oft sind die Antworten sehr ausschweifend und am Ende bist du nicht mehr in der Lage, einen klaren Gedanken zu fassen. Sie führen dich mit Worten und Reden geschickt von deiner eigentlichen Frage weg. Oder sie tun empört, weil du etwas in Frage stellst.

Als Schutz vor Manipulationen ist dein Bauchgefühl eine gute Hilfe. Viele Menschen haben verlernt, ihrem Bauchgefühl zu vertrauen. Dabei zeigt es dir meistens sehr früh an, dass etwas nicht in Ordnung ist. Des Weiteren solltest du deine Prioritäten und Werte kennenlernen und schätzen. Arbeite an deinem Selbstbewusstsein und vertraue dir selbst.

Und manchmal ist es besser, sich taub zu stellen und nicht auf die Gegenargumente der anderen zu hören - so ähnlich wie in der Fabel der Frösche:

Einige Frösche beschlossen, einen Wettlauf zu veranstalten. Das Ziel sollte ein hoher Turm sein. Als der Wettlauf stattfand, standen zahlreiche Frösche als Zuschauer in der Nähe des Turms. Allerdings waren sie alle davon überzeugt, dass kein Frosch die Turmspitze erreichen könnte.

Die Läufer starteten und vernahmen die Sätze der zuschauenden Frösche: »Sie werden es nicht schaffen!«, »Die Armen werden scheitern!«, »Es ist für Frösche unmöglich, dieses Ziel zu erreichen!«. Statt die Frösche motivierend anzufeuern, raunten die Zuschauer den Läufern demotivierende Aussagen entgegen. Und das zeigte Wirkung. Ein Frosch nach dem anderen gab auf.

Nur ein einziger Frosch lief weiter und weiter, kletterte den Turm hinauf und gelang ans Ziel.

Die Zuschauer und die anderen Teilnehmer staunten und fragten sich, wie dieser Frosch es schaffen konnte, auf die Turmspitze zu gelangen. Einer ging zu dem Sieger und wollte ihn fragen, wie der diesen Wettlauf gewinnen konnte. Als er sich dem Sieger näherte bemerkte er, dass er taub war.

»Immer, wenn ich im Alltag innehalte und gewahr werde, wie viel mir geschenkt ist, werden die zahlreichen Selbstverständlichkeiten zu einer Quelle des Glücks«.

(Gustave Flaubert)

Achtsamkeit führt zur Entschleunigung und somit zur Verbesserung deiner Lebensqualität. Mit Achtsamkeitstraining lernst du, mehr im Jetzt zu sein und dieses Sein im Augenblick baut Stress ab und macht dich ausgeglichener und gelassener. Ein achtsamer Mensch führt ein sinnerfülltes Leben, da er mit allen Sinnen wahrnimmt. Er hat seine Wahrnehmung geschult und damit seine Sinne gestärkt.

Es gibt zahlreiche Studien, die die Wirksamkeit von Achtsamkeit belegen. Zum Beispiel hat die Uni Gießen festgestellt, dass sich durch Achtsamkeit das Schmerzempfinden verändern lässt[17]. Andere Studien beweisen den positiven Effekt eines Achtsamkeitstraining bei Depressionen, Burn-Out, Angst, Schlafstörungen, Stress und vielem mehr.

Ursprünglich stammt Achtsamkeit als Meditationsform aus dem Buddhismus. Achtsam zu sein bedeutet, das bewusste Erleben des Moments sowie die Wahrnehmung der eigenen Emotionen und körperlichen Empfindungen, wobei die Gefühle nicht bewertet werden. Beides bedarf Übung, denn in unserem Alltag ist das Innehalten und bewusste Wahrnehmen nicht üblich. Auch bewerten wir automatisch unsere inneren Regungen und teilen sie in positiv und negativ ein. Beim Acht-

17 academic.oup.com/cercor/article/22/11/2692/372821?login=true

samkeitstraining lernst du, die neutrale Beobachterrolle einzunehmen. Damit reduzierst du Stress und förderst Gelassenheit. Nun bist du kein buddhistischer Mönch, der den Großteil seiner Zeit meditierend verbringt. Es gibt jedoch einige Übungen, die du sehr gut in deinen Alltag einbauen kannst. Dadurch schaffst du dir täglich Ruheinseln und stärkst deine Sinne. Du wirst merken, dass du innerlich entspannter wirst und bewusster durchs Leben gehst.

- Nehme dir zwischendurch Zeit zum Innehalten und achte auf deinen Atem. Spüre, wie er durch deinen Körper fließt. Atme bewusst tief ein und langsam aus. Achte auf deinen Körper. Gibt es Stellen, die sich unangenehm anfühlen? Nehme einfach nur wahr. Beobachte deine Emotionen und Gedanken. Werte nicht. Nehme wahr und lasse die Gedanken vorbeiziehen.

- Fokussiere dich beim Gehen auf deine Bewegungen. Diese Übung lässt sich zum Beispiel auf dem Weg zum Supermarkt, beim Spaziergang oder beim Treppensteigen durchführen. Nimm bewusst deine Beinmuskeln wahr und beobachte, wie sie sich an- und wieder entspannen. Fokussiere dich auf dein Tempo oder auf deine Füße. Spüre, ob sich dein Körper bei Bewegung wärmer und lockerer anfühlt.

- Esse bewusst und konzentriere dich auf das Kauen, den Geruch, den Geschmack oder das Aussehen deiner Mahlzeit. Beobachte dein Körpergefühl: Fühlst du dich nach der Mahlzeit zufrieden, satt oder müde? Spüre und nehme wahr.

- Nimm dir abends ein paar Minuten Zeit und denke kurz an deinen Tag zurück. Konzentriere dich dabei auf mindestens drei Dinge, für die du heute dankbar bist.

- Wenn du spazieren gehst, fokussiere dich bewusst auf die Bäume, Blumen, Vögel oder Insekten. Nehme den Geruch des Waldbodens wahr. Schaue einmal nach oben und lasse die Baumkronen und die Blätter auf dich wirken. Beobachte das Spiel von Licht und Schatten. Horche dem Gesang der Vögel.

Durch diese kleinen, aber sehr wirkungsvollen Übungen, kommst du innerlich zur Ruhe. Während du dich auf etwas bewusst konzentrierst, haben sorgenvolle oder stressige Gedanken keine Chance sich auszuweiten. Während des Achtsamkeitstrainings entspannst du dich und tankst Energie. Du bist geistesgegenwärtig, erlebst den Moment und weckst deine Sinne. Du fokussiert dich auf das, was jetzt ist, statt deine Gedanken in die Zukunft oder Vergangenheit schweifen zu lassen.

Wie Achtsamkeit und Zufriedenheit erzielt werden kann, erzählt eine Geschichte über einen weisen Zenmeister:

Eines Tages bekam ein alter Zenmeister Besuch von einigen Suchenden. Sie fragten ihn: »Herr, wir möchten so glücklich werden wie du. Was machst du, um zufrieden und glücklich zu sein?«.

Der Zenmeister lächelte milde und antwortete: »Wenn ich aufstehe, stehe ich auf. Wenn ich esse, esse ich. Wenn ich liege, liege ich und wenn ich gehe, gehe ich.«

Die Suchenden wussten mit dieser Antwort nicht viel anzufangen. Einer wurde sogar wütend: »Verspotte uns nicht! Wir tun das Gleiche wie du. Wir essen, liegen, stehen auf und gehen. Das macht uns noch nicht zu glücklichen Menschen. Also, erzähl uns dein Geheimnis!«

Und wieder antwortete der Zenmeister mit ruhiger Stimme: »Wenn ich aufstehe, stehe ich auf. Wenn ich esse, esse ich. Wenn ich liege, liege ich und wenn ich gehe, gehe ich.«

Die Suchenden wurden zunehmend unruhiger und wütender. Nach einer Weile sagte der Zenmeister mit ruhiger Stimme: »Ja, ihr esst, geht, liegt und steht auf. Während ihr esst, denkt ihr daran, wohin ihr anschließend gehen könntet. Und während ihr geht, seid ihr gedanklich bereits beim Liegen und während ihr liegt, kreisen eure Gedanken um das Aufstehen. Ihr seid gedanklich immer in der Vergangenheit oder in der Zukunft, aber nicht im Jetzt. Das Leben findet jedoch in diesem Augenblick statt. Lasst euch auf den Moment ein und ihr werdet die Möglichkeit haben, Glück und Zufriedenheit zu spüren.

Noch ein paar Worte zum Schluss

»Was du denkst, bist du. Was du bist, strahlst du aus. Was du ausstrahlst, ziehst du an«.
(Buddha)

Liebe Leserin, lieber Leser,

hier endet nun unser gemeinsamer Wegabschnitt. Ich hoffe, dass dir die 7 Schritte sowie die weiteren Tipps zu einem glücklichen, erfüllten Leben verhelfen. Du wirst mehr von diesem Buch profitieren, wenn du es nicht nur liest. Werde aktiv, indem du die Übungen durchführst. Beschäftige dich am besten mit jedem Schritt mindestens eine Woche lang. Lese die einzelnen Kapitel ruhig mehrmals – wir lernen immer durch Wiederholungen. Ein anderer relevanter Punkt ist die Regelmäßigkeit. Baue das Lesen und die Übungen in deinen Alltag ein, sodass dir die Beschäftigung mit dem Buch und deinem Glück zur Gewohnheit wird. Und sei geduldig mit dir. Wenn du kontinuierlich an dir arbeitest, wirst du nach 7 Wochen bereits eine Veränderung spüren. Das Verinnerlichen und Verankern im Unterbewusstsein benötigt dennoch mehr Zeit.

Jeder der einzelnen Punkte ist mit den anderen verbunden. Die Kombination aller Faktoren führt zu einem glücklichen, erfüllten Leben. Zufriedenheit stellt sich ein, wenn auf dein positives Denken entsprechende Handlungen erfolgen. Dein allgemeines Wohlbefinden verbessert sich, wenn du dich gesund ernährst, dich mehr bewegst und du dich mit optimistischen Menschen umgibst. Letztlich hängt alles zusammen. Wenn du anfängst, den ersten Schritt zu gehen, zieht das eine das andere nach sich. Darüber hinaus wird dir der eine Schritt leichter als ein anderer fallen. Nehme die Herausforderung offen und neugierig an, denn es ist deine Lebenszeit, die du mit glücklichen Momenten, einer tiefen Zufriedenheit und Gelassenheit füllen kannst.

***»Es ist gut für den Menschen,
am Ende des Jahres besser zu sein,
als er am Anfang war«.***

(Henry David Thoreau)

Ich empfehle dir, das Jahresende für eine Rückschau zu nutzen. Mache es dir gemütlich, setze dich an einen ruhigen Ort und beantworte dir folgende Fragen:

- Kann ich meine Emotionen voll und ganz akzeptieren und annehmen? Bei welchen Gefühlen habe ich noch Probleme damit?

- Habe ich etwas gefunden, mit dem ich in den Flow komme?

- Fühle ich mich mit meinem Umfeld wohl? Gibt es Menschen, die meine Energie rauben?
- Habe ich eine sinnerfüllte Aufgabe oder Beschäftigung gefunden?
- In welchen Bereichen war ich erfolgreich?
- Wie sieht meine derzeitige Ernährung aus?
- Bewege ich mich genug?
- Auf welche Ereignisse und Erfahrungen blicke ich mit Dankbarkeit zurück?
- Habe ich die Achtsamkeit in mein Leben geholt?
- Wie war in den vergangenen drei Monaten meine emotionale Lage?
- Habe ich für genügend positive Gefühle gesorgt?
- Welche Ziele habe ich erreicht und welche möchte ich im nächsten Jahr umsetzen? Achte darauf, dass es tatsächlich deine Ziele sind, die du anstreben möchtest.
- Lebe ich nach meinen Werten? Prüfe, ob du das tust, was dir sinnvoll erscheint und dir wichtig ist. Überlege, wie viele Aktivitäten des Tages für dich sinnerfüllt sind.
- Was tust du, damit es dir gut geht?

Mit dieser Art von Selbstreflexion wird dir zum einen bewusst, was du bereits geschafft hast und wie sich dein Leben durch deine Aktivität geändert hat und zum anderen erkennst du die Punkte, die noch verbessert werden können.

Wenn du möchtest, kannst du einen Persönlichkeitstest für deine Charakterstärken durchführen. Dadurch lernst du deine eigenen Stärken besser kennen. Die Universität Zürich hat dazu einen Fragebogen entwickelt. Er liefert dir direkt im Anschluss die Auswertung. Den Test findest du auf der Webseite charakterstaerken.org.

Zum Test >>

Glück und Erfüllung entspringt immer aus dem Inneren. Es ist eine Sache der inneren Einstellung. Alles, was aus dem Außen dazu kommt, sollte eine Bereicherung, aber kein Mittel zum Glück sein. Zum Beispiel sollte ein Lebenspartner dein Leben bereichern, aber nicht dein Glücksbringer sein. Ein eigenes Haus, eine tolle Reise, ein hohes Gehalt, schicke Klamotten…, all das kann ein Gewinn sein, wenn du eine lebensbejahende, positive Grundeinstellung hast und selbst für dein Glück und wohltuende Gefühle sorgst.

Schiebe den Weg der 7 Schritte nicht auf. Betrete ihn jetzt. Denke daran, dass es deine Lebenszeit ist. Sie schreitet voran und ist nicht wiederholbar. Begehe nicht den Fehler, den die meisten Menschen machen: Sie verschieben ihre Wünsche und Bedürfnisse auf später oder glauben, etwas müsse erst passieren, damit sie glücklich werden können. »Wenn ich in Rente bin, werde ich endlich das tun, was ich immer schon tun wollte!« oder: »Wenn ich mein eigenes Haus gekauft habe, kann ich glücklich sein und mich entspannen!« oder: »Wenn ich den richtigen Partner gefunden habe, kann ich ein erfülltes Leben führen!«. Es gibt noch viele Beispiele für das Wenn-Dann-Denken. Wenn du so denkst, dann wirst du ewig auf der Suche nach dem Glück sein. Lebe jetzt, gehe die 7 Schritte und tue dir Gutes. Die vermeintliche Arbeit an deiner Persönlichkeit und deinem Leben wird dir Spaß machen, sobald du positive Veränderungen spürst. Die Belohnung ist ein erfülltes Leben, das dich glücklich macht und von dem letztlich auch dein Umfeld profitiert.

In diesem Sinne wünsche ich dir eine gute Zeit mit den 7 Schritten und der Belohnung.

Und bevor du nun in ein glückliches Leben startest, möchte ich dir noch dieses Video ans Herz legen. Schaue dir die Geschichte bewusst an und lasse sie auf dich wirken. Die Story wird in englischer Sprache erzählt. Du kannst bei YouTube Einstellungen für einen Untertitel vornehmen.

Nietzsche – You Can't Have Pleasure Without Pain

Freunde sind Engel, die uns wieder auf die Beine helfen,
wenn wir vergessen haben, wie man fliegt – danke, Naomi!

Quellenverzeichnis

https://aok-erleben.de/artikel/darm-hirn-achse-was-haben-darmbakterien-mit-depressionen-zu-tun

https://www.sinus-institut.de/media-center/presse/dkjs-krisenresilienz

https://idw-online.de/de/news?print=1&id=710807

https://srcd.onlinelibrary.wiley.com/doi/full/10.1111/cdev.12864

https://www.psychologie-aktuell.com/news/aktuelle-news-psychologie/news-lesen/studie-belegt-emotionale-intelligenz-hilft-bei-der-karriere.html

https://www.catalyst.org/reports/empathy-work-strategy-crisis

https://www.bzfe.de/service/news/aktuelle-meldungen/news-archiv/meldungen-2020/januar/psychische-gesundheit/

https://www.deine-gesundheitswelt.de/balance-ernaehrung/zucker

https://www.ugb.de/ernaehrungsberatung/zuckersucht/?zucker-sucht

https://pubmed.ncbi.nlm.nih.gov/23078460/

https://pubmed.ncbi.nlm.nih.gov/20048020/

https://www.bmj.com/content/365/bmj.l1949

https://www.nature.com/articles/s41586-019-1644-y

https://www.nature.com/articles/s41562-020-0851-8

https://www.der-bewegungsapparat.de/bewegung_konzentration

https://www.hopkinsmedicine.org/health/wellness-and-prevention/exercising-for-better-sleep

https://academic.oup.com/cercor/article/22/11/2692/372821?login=true

Haftungsausschluss

Dieses Buch enthält Meinungen und Ideen des Autors und hat die Absicht, Menschen hilfreiches und informatives Wissen zu vermitteln. Die enthaltenen Strategien passen möglicherweise nicht zu jedem Leser, und es gibt keine Garantie dafür, dass sie auch wirklich bei jedem funktionieren. Die Benutzung dieses Buchs und die Umsetzung der darin enthaltenden Informationen erfolgt ausdrücklich auf eigenes Risiko. Haftungsansprüche gegen den Autor für Schäden materieller oder ideeller Art, die durch die Nutzung oder Nichtnutzung der Informationen bzw. durch die Nutzung fehlerhafter und/oder unvollständiger Informationen verursacht wurden, sind ausdrücklich ausgeschlossen. Das Werk, inklusive aller Inhalte, gewährt keine Garantie oder Gewähr für Aktualität, Korrektheit, Vollständigkeit und Qualität der bereitgestellten Informationen. Druckfehler und Fehlinformationen können nicht vollständig ausgeschlossen werden.

Medizinischer Haftungsausschluss

Die hier dargestellten Inhalte dienen ausschließlich der neutralen Information und Weiterbildung. Sie stellen keine Empfehlung oder Bewerbung der beschriebenen oder erwähnten diagnostischen Methoden oder Behandlungen dar. Der Text ersetzt keinesfalls eine medizinische Beratung durch einen Arzt oder Apotheker und er darf nicht als Basis zur eigenständigen Diagnose und Beginn, Änderung oder Beendigung einer Behandlung von Krankheiten verwendet werden. Bei gesundheitlichen Fragen, Beschwerden oder Problemen konsultieren Sie immer Ihren Arzt!

Feedback

Wenn etwas fehlt oder Sie Verbesserungsvorschläge bzw. Fragen zu Quellen, Inhalt oder Mitwirkenden haben, schicken Sie gerne eine E-Mail mit dem Betreff »Positive Psychologie« an Indochinapublishing@gmail.com

Verbesserung ist auf konstruktive Kritik angewiesen, unsere Bücher werden stets mit bestem Wissen und Gewissen erarbeitet und angepasst.

Wenn Ihnen das Buch gefallen hat, freuen wir uns über eine gute Bewertung auf Amazon.

Dies ist das größte Lob, welches ein Autor bekommen kann.

Impressum

Marion Consoir

Kontakt: Viktor Voll
No27, Soi Sukhumvit 11, Khlong Toei Nuea, Watthana, Bangkok 10110
E-Mail: Indochinapublishing@gmail.com

Covergestaltung und Buchsatz: Catrin Sommer | rausch-gold.com
unter Verwendung von: shutterstock.com/1548400751
Illustrationen: Sugandi Chathurika
Lektorat und Korrektorat: Mag. Margit Voll

Jahr der Veröffentlichung: 2022
Verantwortlich für den Druck: Amazon Distribution GmbH

Printed in Poland
by Amazon Fulfillment
Poland Sp. z o.o., Wrocław

94136834R00077